Markus Hornig

30 Minuten

Lebensenergie

© 2015 SAT.1 www.sat1.de Lizenz durch ProSiebenSat.1
Licensing GmbH, www.prosiebensat1licensing.com

Bibliografische Information der Deutschen Nationalbibliothek

Die Deutsche Nationalbibliothek verzeichnet diese Publikation
in der Deutschen Nationalbibliografie; detaillierte bibliografische Daten sind im Internet über http://dnb.d-nb.de abrufbar.

Umschlaggestaltung: die imprimatur, Hainburg
Umschlagkonzept: Martin Zech Design, Bremen
Lektorat: Eva Gößwein, Berlin
Satz: Zerosoft, Timisoara (Rumänien)
Druck und Verarbeitung: Salzland Druck, Staßfurt

© 2015 GABAL Verlag GmbH, Offenbach

Hinweis:
Das Buch ist sorgfältig erarbeitet worden. Dennoch erfolgen alle
Angaben ohne Gewähr. Weder der Autor noch der Verlag können
für eventuelle Nachteile oder Schäden, die aus den im Buch ge-
machten Hinweisen resultieren, eine Haftung übernehmen.

Printed in Germany

ISBN 978-3-86936-678-4

In 30 Minuten wissen Sie mehr!

Dieses Buch ist so konzipiert, dass Sie in kurzer Zeit prägnante und fundierte Informationen aufnehmen können. Mithilfe eines Leitsystems werden Sie durch das Buch geführt. Es erlaubt Ihnen, innerhalb Ihres persönlichen Zeitkontingents (von 10 bis 30 Minuten) das Wesentliche zu erfassen.

Kurze Lesezeit

In 30 Minuten können Sie das ganze Buch lesen. Wenn Sie weniger Zeit haben, lesen Sie gezielt nur die Stellen, die für Sie wichtige Informationen beinhalten.

- Alle wichtigen Informationen sind blau gedruckt.

- Schlüsselfragen mit Seitenverweisen zu Beginn eines jeden Kapitels erlauben eine schnelle Orientierung: Sie blättern direkt auf die Seite, die Ihre Wissenslücke schließt.

- *Zahlreiche Zusammenfassungen innerhalb der Kapitel erlauben das schnelle Querlesen.*

- Ein Fast Reader am Ende des Buches fasst alle wichtigen Aspekte zusammen.

- Ein Register erleichtert das Nachschlagen.

Inhalt

Vorwort

Die Kunst, die eigene Lebensenergie systematisch zu managen, ist der Schlüssel zu mehr Lebensfreude, Wohlbefinden und Gesundheit.

Mit Beginn des digitalen Zeitalters hat sich unser Leben extrem beschleunigt. Immer mehr Menschen fühlen sich gehetzt, getrieben und ausgepowert, kurz: Sie beklagen einen Verlust an Lebensenergie. Die Erklärung dieses Phänomens führt uns zu einem Paradoxon unserer Zeit: Obwohl wir, verglichen mit unseren Vorfahren, weniger arbeiten als je zuvor und durch technische Erfindungen so viel Zeit sparen wie noch nie, beklagen die Menschen, immer weniger Zeit zu haben. Wie kann das sein?

Soziologen erklären, dass unser Leben – insbesondere durch das Internet – drastisch an Möglichkeiten hinzugewonnen hat. Wir leben in einer Multioptionsgesellschaft. Noch nie hatte der Mensch so viele Möglichkeiten, nicht nur im Bereich des Konsums, sondern auch, um seine Freizeit zu gestalten. Man denke nur an die Zeit, die man damit verbringt, im Internet zu surfen, Angebote zu sondieren, soziale Netzwerke zu pflegen oder sich mit E-Mails zu beschäftigen. Mit dem Siegeszug des Internets und der digitalen Technik ist die Zahl der Möglichkeiten – und damit auch der Zwang zur Entscheidung – extrem gestiegen. Doch dies verstärkt auch das Gefühl, nicht hinterherzukommen und etwas zu verpassen.

Kommen dann noch weitere neuzeitliche Phänomene wie permanente Erreichbarkeit, die Entgrenzung von Berufs- und Privatleben, Informationsüberflutung und permanente Ablenkung hinzu, wird klar, dass zunehmend die äußeren Umstände und nicht mehr die innere Uhr den Rhythmus unseres Lebens bestimmen.

Doch wer gegen seine innere Uhr lebt, verliert an Lebensenergie und Lebensfreude, Wohlbefinden und Gesundheit. „30 Minuten Lebensenergie" zeigt Ihnen, wie Sie in der beschleunigten Welt des 21. Jahrhunderts Ihre Energien systematisch managen. Sie lernen, wie Sie im Einklang mit Ihrer inneren Uhr leben und welche „bio-logischen" Gesetzmäßigkeiten Sie berücksichtigen sollten, um nicht nur kraftvoll im Heute zu leben, sondern auch bis ins hohe Alter über hohe Energie und Lebenskraft zu verfügen.

Viel Freude auf dem Weg zu mehr Lebensenergie wünscht Ihnen

Ihr
Markus Hornig

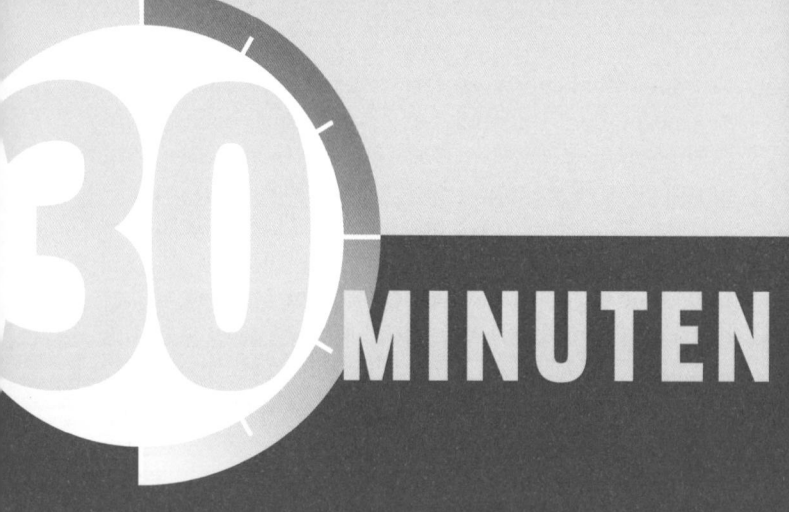

30 MINUTEN

1. Die erschöpfte Gesellschaft

Unser Leben hat sich in den letzten beiden Jahrzehnten mehr verändert als in den Hunderten von Jahren davor. Der Computer und das Internet sind *die* Beschleuniger der Menschheitsgeschichte. Im digitalen Zeitalter muss alles schnell gehen: Tempo, Zeitdruck, Informationsüberflutung, permanente Erreichbarkeit, Entgrenzung von Berufs- und Privatleben und ständige Ablenkung sind Begleiterscheinungen der digitalen Revolution und wurden zur Signatur unserer Zeit. Interessant ist, dass sich parallel zu dieser Entwicklung immer mehr Menschen beklagen, chronisch erschöpft und ausgepowert zu sein, und über immer weniger Lebensenergie verfügen.

Wie lässt sich Lebensenergie in der digitalen Welt des 21. Jahrhunderts managen? Welche Strategien helfen dabei, so zu leben, dass sich die Batterien regelmäßig wieder aufladen können, damit man nicht Gefahr läuft, in die Erschöpfungsfalle zu geraten?

1.1 Das Zeit-Paradoxon

Unsere Lebensenergie bestimmt unser Wohlbefinden, unsere Lebensqualität und unsere Motivation. Sie hat maßgeblichen Einfluss auf unsere Gesundheit und unsere psychische Verfassung. Um zu verstehen, warum unsere Gesellschaft zunehmend erschöpft ist und über weniger Lebensenergie zu verfügen scheint, lohnt sich ein Blick auf die Entwicklung unserer Zeitwahrnehmung. Denn der Verlust von Lebensenergie steht in unmittelbarem Zusammenhang mit dem weitverbreiteten Gefühl der Menschen, immer weniger Zeit zu haben und sich permanent unter Zeitdruck zu befinden.

Im Alltag unserer Urahnen gab zu 99,9 % die Natur den Takt vor und ihre Lebenswelt veränderte sich kaum. Die Zukunft der Kinder sah über Jahrtausende ähnlich aus wie das Leben ihrer Eltern und Großeltern. Die Menschen lebten als Jäger und Sammler, Fischer oder Bauern, und die Söhne gingen der Arbeit ihrer Väter und Großväter nach. Die Natur diktierte den Verlauf des Lebens. Die Zyklen von Tag und Nacht und der Rhythmus der Jahreszeiten waren die natürlichen Taktgeber.

Dies veränderte sich schlagartig mit Beginn der Industrialisierung im 18. Jahrhundert. Mit der Entwicklung von Dampfmaschine und Eisenbahn entstanden die ersten Fabriken. 1880 erfand Thomas Alva Edison die Glühbirne, und die Nutzung des elektrischen Lichts machte die Nacht zum Tag.

Damit begann die Abkopplung von den Rhythmen der Natur. Die industrielle Revolution war eingeläutet. Jetzt konnte rund um die Uhr gearbeitet werden – nicht mehr der Takt der Natur, sondern der Takt der Maschinen hatte das Kommando. Nicht von ungefähr stammt das von US-Präsident Benjamin Franklin geprägte Zitat „Time is money!" aus dieser Epoche.

Die Beschleunigung des Alltags

Heute, zu Beginn des 21. Jahrhunderts, hat sich unser Leben im Gegensatz zu dem des Fabrikarbeiters des 19. Jahrhunderts nochmals um ein Vielfaches beschleunigt. Der Computer und das Internet sind *die* Beschleuniger der Menschheitsgeschichte, und Smartphones sorgen dafür, dass wir über die digitalen Informationen immer und überall auf der ganzen Welt verfügen können. Unser Leben hat sich durch die digitale Revolution und viele andere zeitsparende Erfindungen in den letzten beiden Jahrzehnten schneller verändert als in den tausend Jahren zuvor. Tempo und Beschleunigung prägen unsere Zeit. Gleichzeitig beklagen immer mehr Menschen, zunehmend erschöpft und ausgepowert zu sein und über weniger Lebensenergie zu verfügen. Und sie sind sich einig: Früher war das Leben gemütlicher und entspannter.

Ständiger Zeitdruck und das Gefühl, nie Zeit zu haben, fordern einen hohen Preis: Der moderne Mensch hetzt wie ein gejagtes Tier durchs Leben. Die Ressourcen der Lebensenergie erschöpfen sich vorzeitig. Nicht zufällig sind in den letzten beiden Jahrzehnten, in denen sich das gesellschaftliche Leben so enorm beschleunigt hat, die stress- und erschöpfungsbedingten Krankheiten sprunghaft angestiegen. Die Gefahr, dass wir unsere Lebensenergie vorzeitig verschleißen und dadurch ausbrennen, war noch nie so groß wie heute. Dass ständiger Zeitdruck ein alle Gesellschaftsschichten betreffendes Phänomen ist, belegt eine Studie des Meinungsforschungsinstituts FORSA, die nach den Vorsätzen der Deutschen für das Jahr 2013 fragte. Für 59 % stand an erster Stelle „Stress vermeiden und abbauen", über 50 % wünschen sich mehr Zeit für die Familie. Die Techniker Krankenkasse stellte im selben Jahr fest, dass 67 % der Deutschen ständige Hektik und Unruhe als den größten Auslöser von Stress empfinden.

Zeitsparen führt zu Zeitnot

Was das Phänomen Zeit anbelangt, so leben wir zweifellos mit einem Paradoxon: Obwohl die letzten Jahrzehnte maßgeblich geprägt waren von zeitsparenden Erfindungen, die eigentlich dazu führen sollten, uns das Leben zu erleichtern, um mehr Freizeit zu haben, ist genau das Gegenteil eingetreten. E-Mail statt Brief, ICE statt Bummelzug, Fast Food statt Selbstkochen: Je mehr Zeit wir sparen, desto weniger davon haben wir zur Verfügung, und es scheint, als ob sie immer schneller verrinnen würde. Wie kann das sein?

Wissenschaftler erklären dieses Paradoxon wie folgt: Je mehr Zeit der Mensch spart, desto mehr steht ihm folglich für andere Aktivitäten zur Verfügung. Gleichzeitig ist aber – nicht zuletzt durch das Internet – die Anzahl der Möglichkeiten, für die wir die eingesparte Zeit verwenden können, inflationär angestiegen. Allein die Vergleichsportale für Tausende Produkte und Reisen, die unzähligen E-Mails und die sozialen Netzwerke sind Zeitfresser ungeahnten Ausmaßes. Die Soziologen sprechen daher von einer „Multioptionsgesellschaft", da sie dem Menschen nahezu unendlich viele Möglichkeiten gibt, seine eingesparte Zeit zu reinvestieren. Genau diese Vielfalt führt zum Problem des „Keine-Zeit-Habens". Mit der Anzahl der Möglichkeiten steigt auch der innere Drang, alles, was geht, mitzunehmen und zu erleben. Diese „Nur nichts verpassen!"-Einstellung und die „Wenn's geht, alles sofort!"-Mentalität sind verantwortlich dafür, dass der Zeitdruck steigt, obwohl wir eigentlich mehr freie Zeit haben müssten als jede Generation vor uns. Denn heute werden im Durchschnitt lediglich 35 bis 40 der 168 Wochenstunden von Arbeit beansprucht. Vor 100 Jahren ackerten die Menschen noch ca. 60 und zu Beginn des 19. Jahrhunderts noch über 80 Stunden pro Woche.

Seit der industriellen Revolution ist der Takt unseres Alltags von den Rhythmen der Natur entkoppelt. Die Digitalisierung brachte zudem eine extreme Beschleunigung mit sich und schuf eine Multioptionsgesellschaft, die paradoxerweise trotz zeitsparender Hilfsmittel zunehmend unter Zeitnot leidet.

1.2 Energiemanagement für mehr Lebensenergie

Energiemanagement ist der Schlüssel zu mehr Lebensenergie, Wohlbefinden und Ausgeglichenheit. Effektives Energiemanagement bedeutet, sich Energiekompetenz zu erwerben und die Selbstwahrnehmung zu schärfen. Es basiert auf drei zentralen Säulen:

Säule 1: Im Einklang mit der Natur sein

Energiemanagement bedeutet, möglichst im Einklang mit den von der Natur vorgegebenen Rhythmen zu leben und seinen Alltag an die Biologie des Menschen anzupassen – und nicht umgekehrt. Dazu gehört, zu verstehen, dass der Mensch keine Maschine ist, die rund um die Uhr Leistung erbringen kann. Menschliche Energie folgt bestimmten Zyklen von erhöhter und verminderter Leistungsfähigkeit. Das Verständnis der Biorhythmen und der Chronobiologie, ein kluges Pausenmanagement und eine intelligente Tagesplanung bilden die Basis dieser ersten Säule. Gerade der Kopfarbeiter der modernen Arbeitswelt, der seine Arbeit selbstständig einteilen kann, wird von Energiemanagement enorm profitieren.

Säule 2: Bewusst Prioritäten setzen

Energiemanagement beinhaltet auch, sich bewusst zu machen, was man vom Leben will und wo man seine Prioritäten setzt. Prinzipien, Ziele und Perspektiven zu haben, stellt eine wichtige Energiequelle dar. Sich darüber im Klaren zu sein, dass man in einer Multioptionsgesellschaft nicht alles haben kann, nicht überall dabei sein muss und sich auf seine persönliche Ausrichtung fokussieren kann, steigert die Energie. Auch die Lebenseinstellung beeinflusst unsere Lebensenergie: Optimismus, Lebensfreude und Gelassenheit fördern sie und wirken nachweislich positiv auf unsere Gesundheit.

Säule 3: Ganzheitlich leben

Energiemanagement ist ein ganzheitliches Phänomen. So sind beispielsweise auch andere Menschen wichtig für unsere Lebensenergie. Gute zwischenmenschliche Beziehungen, Freundschaften oder das Gefühl, gebraucht zu werden, fördern unseren Energiestatus, wogegen Streit, ungelöste Konflikte oder andere psychosoziale Stressfaktoren Energie rauben. Neben sozialen Kontakten spielen auch noch Bewegung, Ernährung, ausreichend Schlaf, regelmäßige Entspannung etc. eine entscheidende Rolle für unsere Lebensenergie.

Im digitalen Zeitalter hat sich unser Leben extrem beschleunigt. Immer mehr Menschen geben an, zunehmend erschöpft zu sein. Diesem Phänomen sollte man mit einem bewussten Management der Lebensenergie begegnen. Dies beinhaltet,
- **im Einklang mit der Natur zu leben,**
- **bewusst Prioritäten zu setzen und**
- **ganzheitlich zu leben.**

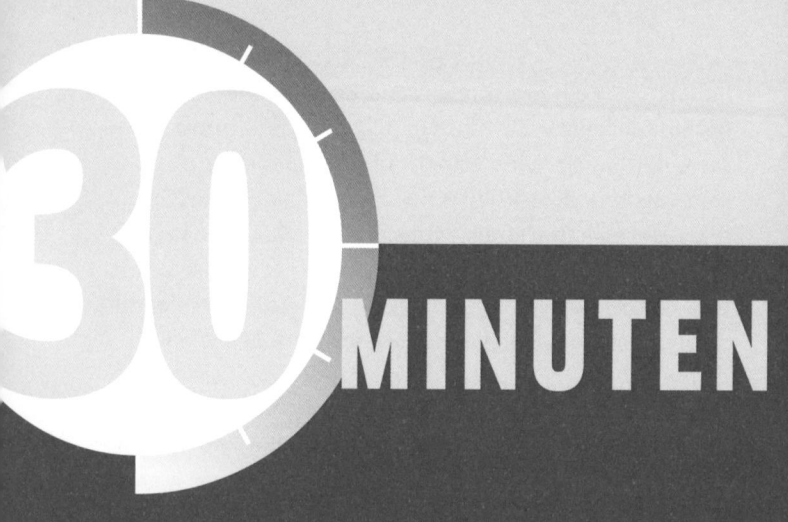

30 MINUTEN

2. Grundlagen des Energiemanagements

Menschliche Energie basiert auf einem ausgewogenen Zusammenspiel von Belastung und Erholung. Der Mensch ist von Natur aus ein Sprinter, der mit kurzen Erholungspausen in der Lage ist, eine ganze Reihe von Sprints hintereinander zu absolvieren – er ist kein Marathonläufer, der ununterbrochen arbeiten kann. Leider herrscht in unserer Leistungsgesellschaft meist eine rege Nonstop-Aktivität vor. Der Kopf- und Wissensarbeiter glaubt, dass er durch ununterbrochenes und pausenloses Arbeiten mehr erreicht als mit kurzen Regenerationszeiten. Doch würde er sich diese während des Tages gönnen, könnte er seine Batterien systematisch aufladen und mit neuer Energie in die nächste (Arbeits-)Runde gehen. Nonstop-Aktivität ignoriert unsere biologischen und neurobiologischen Gesetzmäßigkeiten und führt mittelfristig in die Erschöpfungsfalle. Wer dagegen die natürlichen Leistungszyklen von Belastung und Erholung in seinen Alltag integriert, arbeitet erfolgreicher und verfügt dauerhaft über mehr Lebensenergie.

2.1 Belastung und Erholung

Es waren einmal zwei Waldarbeiter: einer, jenseits der 60, drahtig, mit wachen, klaren Augen, in sich ruhend mit einer Pfeife im Mund, und ein anderer, ein junger Bursche, Mitte 20, athletisch, groß und voller Energie. Sie trafen sich bei einem Waldfest und diskutierten, wie viele Bäume ein Holzfäller an einem einzigen Tag fällen könne. Der Alte wollte sich auf keine konkrete Antwort einlassen. Der Junge jedoch ließ keinen Zweifel daran, dass er mit Sicherheit deutlich mehr schaffe als der Alte. Dies äußerte er so laut, dass es alle hörten und vorschlugen, dies in einem fairen Wettstreit herauszufinden. Der Alte stimmte, wenn auch etwas widerwillig, zu.

So kam es am nächsten Morgen zum Wettstreit, bei dem der gewinnen sollte, der von Sonnenauf- bis Sonnenuntergang die meisten Bäume fällen würde. Der Junge begann mit ungeheurer Energie und hohem Tempo. Alle Zuschauer spürten seinen Willen, zu beweisen, dass es in diesem Duell nur einen Sieger geben könne: nämlich ihn. Der Alte ging es dagegen gemächlich an, obwohl auch er den Eindruck vermittelte, zielstrebig zu arbeiten. So fällten die beiden den ganzen langen Tag über Bäume. Ein Schiedsrichter begann bei Einbruch der Dämmerung, die gefällten Stämme zu zählen, und kam zu einem Ergebnis, das den Jungen erstarren ließ. Der Alte hatte mit deutlichem Vorsprung gewonnen. Der Junge gratulierte zwar fair, wenn auch ungläubig und mit einer Spur von Resignation: „Alter Mann, ich kann das gar nicht glauben. Ich hatte ein deutlich höheres Tempo als du und habe dennoch verloren. Ab und an habe ich dich sogar eine Pause machen sehen, auf die ich komplett verzichtet habe." Darauf erwiderte der Alte: „Ja, hast du denn nicht gesehen, dass ich in den Pausen meine Axt geschliffen habe?" (Freie Nacherzählung einer Geschichte von Jorge Bucay.)

Leistung braucht Pausen

Das Bild des „Schleifens der Axt" stellt eine wichtige Grundlage für das Management unserer Lebensenergie dar. Der Mensch ist keine Maschine, die pausenlos rund um die Uhr arbeiten kann. Menschliche Energie und Leistungsfähigkeit folgen einem ureigenen, biologischen Rhythmus aus Phasen von Belastung und Erholung.

Am deutlichsten wird dieses Prinzip im Leistungssport sichtbar. Eines der fundamentalsten Trainingsprinzipien besagt, dass sich Leistung bzw. ein Leistungszuwachs immer aus einem systematischen Zusammenspiel zwischen Belastung und Erholung ergibt. Eine Leistungssteigerung kann sich nur entwickeln, wenn zwischen der Belastung, d. h. dem Trainingsreiz, und einer erneuten Belastung, d. h. dem nächsten Training, eine entsprechende Pause zur Regeneration liegt. Sind die Regenerationspausen zwischen den Trainingseinheiten zu kurz, kann sich der Organismus nicht ausreichend erholen, mit der Folge, dass die Leistung bei der nächsten Trainingseinheit suboptimal ist. Längerfristig führen zu kurze Regenerationszeiten zu chronischer

Erschöpfung, die sich sowohl körperlich als auch psychisch bemerkbar macht. Ist die Pause zwischen den Trainingseinheiten hingegen zu lang, verpufft der Trainingseffekt und es kann sich auf Dauer keine Leistungsverbesserung entwickeln.

Dieser systematische Wechsel von Belastung und Erholung, bei dem Belastung und Erholung immer als Einheit verstanden werden, stellt ein entscheidendes Grundprinzip für effektives Energiemanagement dar, unabhängig davon, ob es sich um die Steuerung körperlicher Energien wie im Sport oder die Steuerung psychischer, geistiger und emotionaler Energien im Berufsleben und im Alltag handelt.

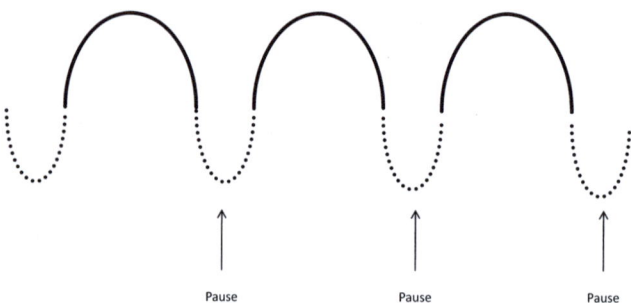

Abb. 1.: Das Wechselspiel von Belastung und Erholung zeichnet unseren biologischen Rhythmus aus.

Energie ist rhythmisch
Menschliche Energie, ob körperlich, emotional oder geistig, ist kein lineares konstantes Geschehen, sondern

folgt einem spezifischen Auf und Ab, das sich durch einen wellenförmigen Verlauf auszeichnet. Am eindrucksvollsten wird dieses Prinzip an der Arbeitsweise des Herzens sichtbar. Einer Kontraktion, in der der Herzmuskel durch ein kraftvolles Zusammenziehen das Blut in den Kreislauf treibt, folgt eine Phase der Entspannung, in der sich der elastische Herzmuskel dehnt, damit neues, aus der Lunge kommendes, mit Sauerstoff angereichertes Blut einströmen kann. Ist der Hohlmuskel wieder mit Blut gefüllt, erfolgt die nächste Kontraktion. Führt man sich diesen Rhythmus von Belastung und Erholung einmal bewusst vor Augen, erkennt man, dass das Herz nur etwa zu einem Drittel der Zeit aktiv arbeitet und sich zu zwei Dritteln der Zeit erholt. Dies spiegelt sich auch in den typischen Zick-Zack-Linien eines EKGs wider. Die Spitzen zeigen die Kontraktion, die dazwischenliegenden Täler entsprechen der Füllungszeit, sprich: der Regeneration. Solch spezifische Rhythmen sind allen menschlichen Biosystemen zu eigen, auch wenn diese für uns nicht bewusst und unmittelbar wahrnehmbar sind. Selbst auf molekularer Ebene stellen spezifische Rhythmen von Belastung und Erholung die Grundlage für Leistung dar.

Der Rhythmus eines Tages

Diese von der Natur vorgegebenen Zeitstrukturen, Rhythmen und Perioden finden sich auch in unserem Tagesrhythmus wieder, der auch circadianer Rhythmus (circa = etwa; dian/dies = Tag) genannt wird. Er beschreibt die biologischen Rhythmen eines Tages, in dem sämtliche Lebensprozesse, sowohl die physiologischen als auch die geistigen und emotionalen, zyklisch eingebunden sind.

Unser Organismus verfügt im Tagesverlauf nicht über ein konstant gleichbleibendes Energieniveau, sondern hat gewisse Zeiten, in denen er für bestimmte Anforderungen über besondere Energie verfügt. Diese Energiephasen stehen z. B. für Organtätigkeit, Muskeltonus, Blutdruck, Hormonausschüttungen oder Konzentrationsfähigkeit und beeinflussen unsere Tagesform immens. Sie legen sogar fest, wie stark unser Händedruck ist, wie geduldig oder hektisch wir sind, wie man einen Drink verträgt oder wann Alkohol einen Kater auslöst.

Die Gesamtheit dieser Tages-Rhythmen wird von unserer inneren Uhr gesteuert, die als genetisch festgelegter Taktgeber für unseren inneren 24-Stunden-Fahrplan angesehen werden kann.

Menschliche Leistungsfähigkeit basiert auf einem Zusammenspiel von Belastung und Erholung. Nonstop-Aktivität ist deshalb kontraproduktiv. Ein Optimum an Lebensenergie entsteht hingegen, wenn während des Tages immer wieder kurze Regenerationspausen gemacht werden.

2.2 Ultradiane Rhythmen

Neben dem circadianen Rhythmus spielen die sogenannten ultradianen Rhythmen eine entscheidende Rolle für unsere Lebensenergie. Als ultradian (ultra = jenseits; dian/dies = Tag) bezeichnet man Rhythmen, die kürzer sind als ein Tag. Ultradiane Rhythmen, auch BRAC-Rhythmen genannt, geben dem 24-Stunden-Tagesrhythmus seine Struktur. Die Abkürzung BRAC, im amerikanischen für „basic rest activity circle", zu Deutsch „Basis-Ruhe-Aktivitäts-Zyklus", beschreibt diese typischen Aktivitäts- und Erholungsphasen, die der Mensch in rhythmischer Abfolge innerhalb von 24 Stunden durchläuft. Demnach spielt sich unsere Leistungsfähigkeit in 90- bis 120-minütigen Zyklen ab, denen eine anschließende Erholungsphase folgt. Innerhalb von 24 Stunden durchlaufen wir ca. 12 bis 16-mal BRAC-Zyklen, die in einem zeitlichen Verhältnis von etwa 4 zu 1 angeordnet sind. Diese 90- bis 120-minütigen Aktivitäts- bzw. Leistungszyklen verlaufen allerdings nicht konstant linear wie ein Uhrwerk, sondern können sich entsprechend der Tagesform, Zielsetzung oder Erwartung anpassen. Eine Periode kann unter Umständen nur 30 Minuten oder bis zu zwei Stunden andauern. Im Durchschnitt sind es aber ca. 90 Minuten, weshalb im weiteren Verlauf des Buches auch von 90-minütigen Zyklen gesprochen wird.

Während einer Aktivitätsphase von ca. 90 Minuten fällt es uns leicht, unsere Aufmerksamkeit zu fokussieren und unsere Konzentration aufrechtzuerhalten. Wir fühlen uns kraftvoll und energiegeladen, sind kreativ und geistreich, selbstbewusst und entscheidungsfreudig. Studien zeigen, dass wir in solchen 90-minütigen Aktivitätszyklen das Potenzial unseres Gehirns bestmöglich nutzen. Daneben hat ein Aktivitätszyklus auch Einfluss auf unser psychisches und emotionales Wohlbefinden. Wir fühlen uns innerlich ruhig und ausgeglichen, sind optimistisch und motiviert.

Neigt sich ein Aktivitätszyklus jedoch langsam seinem Ende zu und lässt unsere geistige Energie nach, macht sich das bemerkbar: Unsere Gedanken schweifen ab, unsere Lust lässt nach, wir müssen uns zur Konzentration zwingen, fühlen leichte Erschöpfung und fangen vielleicht sogar an zu gähnen.

Alltags-Trance

Der Übergang von einer Aktivitäts- in eine Regenerationsphase, d. h. das Gefühl, dass die Kräfte langsam nachlassen und dass es Zeit wird für eine Pause, kann auf unterschiedliche Art zum Ausdruck kommen. Anzeichen, die auf dieses unwillentlich entstehende Pausengefühl verweisen, sind u. a.: ein leerer Blick, Gähnen, Schwerfälligkeit, das Bedürfnis, sich zu strecken oder zu räkeln, Verspannungen im Nacken oder Rücken, der Drang, auf die Toilette zu gehen, abwesendes Herumspielen mit Gegenständen, Tagträumen etc.

Das unwillkürliche Runterfahren der mentalen Leistungsfähigkeit verfolgt zunächst einmal das Ziel der Erholung. Die Zellen, die 90 Minuten auf Vollgas gefahren sind, benötigen nun eine Pause, ähnlich einem überhitzten Motor, der abkühlen muss, damit er keinen Schaden nimmt. In der Pause werden dann entsprechende Wartungs- und Instandhaltungsarbeiten erledigt: Es werden Zellen erneuert, Zellstrukturen repariert, verbrauchte Enzyme und Botenstoffe ausgetauscht etc., kurz: Das Gehirn bereitet sich auf die nächste Etappe vor! Gleichzeitig dient die Alltags-Trance dem Ausgleich zwischen geistig-seelischen und körperlichen Prozessen und stellt somit ein wichtiges Instrument für die Aufrechterhaltung unserer psychischen Stabilität dar. Forscher sind sich einig, dass durch die Unterdrückung solcher natürlichen Pausen langfristig die Basis für die Entstehung psychosomatischer Erkrankungen gelegt wird.

Pausen-Effekt Nr.1: Lernen

Das Gehirn benötigt die Pausen nicht nur, um sich zu erholen, sondern gleichzeitig, um die in der vorausgegangenen Aktivitätsphase erbrachten Leistungen zu verarbeiten, zu ordnen, abzugleichen und schließlich entsprechend abzuspeichern. Insofern ist unser Gehirn in einer vermeintlichen Pause alles andere als passiv, es schaltet lediglich um auf ein anderes Betriebssystem. Neurowissenschaftler können in diesem vermeintlichen „Pausen-Modus" mittels Magnetresonanztomografie einen erhöhten Sauerstoff- und Energieverbrauch nachweisen, und zwar in ganz anderen Arealen als in denen, die während der Aktivitätsphase gearbeitet haben. Die Forscher vermuten, dass sich das Gehirn in diesem Modus Erlebtes und Gelerntes im wahrsten Sinne des Wortes noch einmal durch den Kopf gehen lässt und entsprechende neuronale Verbindungen neu organisiert. Empirische Studien von Lernforschern bestätigen, dass bei der systematischen Anwendung von Pausen der Lerneffekt signifikant steigt.

Pausen-Effekt Nr. 2: Kreativität

Neben dem beschriebenen Lern- und Verarbeitungsmodus ist zeitgleich die kreative Abteilung besonders aktiv. Wir sollten innerlich bereit sein für zündende Ideen, Geistesblitze, Aha-Erlebnisse oder das plötzliche Verstehen neuer Zusammenhänge. Schon immer beschrieben schöpferisch Tätige die Zeit des Innehaltens als eine Quelle der Inspiration. Kreativität hat bekanntlich wenig mit Rationalität zu tun und lässt sich nicht mit Willenskraft herbeiführen. Für die schöpferische Kraft unseres Denkens brauchen wir Phasen des In-uns-Gehens, des Sich-Versenkens und des Ausstiegs aus dem Hamsterrad des Alltags. Inspiration und neue Ideen brauchen einen besonderen Rahmen, der in der „24/7-online-Gesellschaft" auf dem Rückzug ist.

30 *Als ultradiane Rhythmen bezeichnet man die natürlichen Leistungszyklen von ca. 90 Minuten Dauer. In dieser Zeit verfügt der Mensch über die höchste geistige Leistungsfähigkeit. Danach benötigt er eine Pause von ca. 10 bis 15 Minuten.*

2.3 Ultradianes Stress-Syndrom

Die beiden Forscher Ernest Rossi und David Nimmons beschreiben in ihrem exzellenten Buch „20 Minuten Pause", dass sich bei einem Verzicht auf die biologisch so wichtigen Pausen die Gefahr eines sogenannten ultradianen Stress-Syndroms einstellt. Dieses setzt sich aus den vier folgenden Stadien zusammen.

Stadium 1: Die „Mach mal Pause!"-Signale

Die Signale, dass sich ein Leistungszyklus seinem natürlichen Ende nähert, wurden bereits unter dem Aspekt der Alltags-Trance beschrieben. Man spürt, wie die Konzentration langsam nachlässt und dass man sich innerlich zwingen muss, bei der Sache zu bleiben. Die Leichtigkeit des Arbeitens und das Tempo lassen nach, Erschöpfungssignale machen sich breit.

Leider interpretiert die typisch deutsche Leistungsmentalität diese „Mach mal Pause!"-Signale oft nicht als sinnvollen Wink unserer Biologie. Nur allzu oft wird der Ruf nach Pause verkannt oder gar als Schwäche angesehen. Diese bio-logischen Gesetzmäßigkeiten ignorierend, wird dann vermeintlich Willenskraft und Durchhaltevermögen demonstriert und weitergearbeitet, bis man ins Stadium 2 schlittert.

Stadium 2: „Worker's High"

Beim Marathonlauf gibt es ein sogenanntes „Runner's High": Es bezeichnet die Erfahrung, dass sich nach ca.

Kilometer 30, wenn ein Läufer völlig erschöpft ist und kurz davor ist, aufzugeben, urplötzlich ein unerwarteter Energieschub einstellt, der dafür sorgt, dass der Läufer neue Power hat, um bis zum Ziel durchzulaufen. Bei geistiger Arbeit gibt es ein ähnliches Phänomen, das man als „Worker's High" bezeichnen könnte. Beide Highs haben gemein, dass man vorher einen toten Punkt überwunden hat und die berühmte „zweite Luft" bekommt. Oft ist man sogar stolz, diesen müden Punkt und seine natürlichen Grenzen überwunden zu haben.

Natürlich verfügt unsere Biologie über Reserven und Möglichkeiten, Pausensignale zu übergehen und weiter zu powern. Doch Vorsicht! Dieser noch aus der Steinzeit stammende Mechanismus ist nur für Ausnahmesituationen gedacht, in denen unsere Urahnen Höchstleistungen erbringen oder Gefahren meistern mussten. In akuten Situationen, z. B. bei einem Angriff durch ein wildes Tier, schüttet unser Organismus blitzschnell das Stresshormon Adrenalin aus, das uns in Millisekunden kampf- oder fluchtbereit macht. Wäre dies nicht der Fall, hätte man unter Umständen das Problem, dass man sich just in dem Moment, in dem man angegriffen wird, nicht wehren kann, weil man sich gerade in einer Erholungsphase befindet.

Leider sorgt unsere Leistungsgesellschaft mit ihren hohen Anforderungen wie Zeit-, Leistungsdruck und Zukunftsangst dafür, dass wir uns – wenn auch meist unbewusst und unterschwellig – permanent bedroht und gehetzt fühlen. Kommen dann noch frühkindlich verinnerlichte Einstellungen wie „Ich muss die Zähne zusammenbeißen!" oder „Ich darf keine Schwächen zeigen!" hinzu, stehen wir permanent unter Stress. Mit der Zeit verlieren wir die Sensibilität für die so wichtigen „Mach mal Pause!"-Signale.

Chronischer Stress ist in unserer Leistungsgesellschaft keine Ausnahme mehr, sondern zur Regel geworden: Die alleinerziehende Mutter, der Jobber, der neben seinem Beruf noch einem 400-Euro-Job nachgeht, der Student, der nebenher noch arbeitet, um sein Studium zu finanzieren, und sogar Schüler, die heute in acht anstatt wie bisher in neun Jahren das Gymnasium durchlaufen, sind nur einige Beispiele für unsere chronisch gestresste Gesellschaft.

Stresshormone unterdrücken Erschöpfungssymptome:

Ein zentrales Kennzeichen einer akuten Stressreaktion ist das Unterdrücken von Schmerzen und Erschöpfungssymptomen. Wer vor einem Raubtier auf der Flucht ist, der wird so schnell nicht müde und spürt auch keinen Schmerz, wenn er sich z. B. den Fuß verknackst. Erst viel später, wenn die Flucht vorbei ist und der Kämpfer zur Ruhe kommt, lässt die schmerzunterdrückende Wirkung der Stresshormone nach. Das erklärt, weshalb viele Menschen nach einem stressigen Arbeitstag abends nur noch auf die Couch fallen und sich ausgepowert und energielos fühlen.

Der pausenlose „Worker's High"-Modus ist alles andere als produktiv, im Gegenteil: Die Arbeit ist meist begleitet von innerer Unruhe, Hektik, Unkonzentriertheit und Nervosität, ohne dass dem Betroffenen das bewusst werden muss. Er gewöhnt sich an diesen Zustand und empfindet ihn als Normalität, obwohl die Leistung sinkt. Darüber hinaus wirkt sich das Arbeiten in diesem Modus negativ auf das soziale Umfeld aus. Neben Reizbarkeit, Ungeduld und egoistischem Verhalten zeigen Menschen in diesem Stadium eine Tendenz zu Misstrauen, Feindseligkeiten und Streit.

Stadium 3: Fehleranfälligkeit

Geht die zweite Phase über einen längeren Zeitraum, gelangt der Organismus irgendwann an einen Punkt, an dem die Produktionsstätten der aufputschenden Stresshormone aufgezehrt sind. Körper und Geist lechzen nach Erholung, doch die vermeintlichen Umstände und die innere Einstellung lassen keine Pause zu. Die Folgen dieses dritten Stadiums können gefährlich sein. Die Funktionsfähigkeit des Gehirns lässt nach, es kommt zu einer massiven Fehleranfälligkeit, zur Fehlinterpretation komplexer Zusammenhänge und einer Einschränkung des Urteilsvermögens. Nicht umsonst gehen die schlimmsten Unfälle der letzten Jahrzehnte wie die Reaktorunfälle von Harrisburg (1979) und Tschernobyl (1986) oder der Tankerunfall der Exxon Valdez (1989) nicht auf technisches, sondern eindeutig auf menschliches Versagen zurück. Sie alle ereigneten sich nachts, also zu einer Zeit, in der sich Menschen im Zustand eines natürlichen Leistungstiefs befinden, einem Leistungszustand des Gehirns, den Mediziner mit dem eines Betrunkenen vergleichen.

Stadium 4: Burn-out

Werden über das dritte Stadium hinweg die Erholungsbedürfnisse des Körpers weiter ignoriert, gerät die Energiebilanz des Organismus komplett aus dem Gleichgewicht. Körper und Geist sind ausgebrannt, es kommt zu einem chronischen Erschöpfungssyndrom, neudeutsch auch als Burn-out bezeichnet. Der Begriff stammt vom englischen „to burn out" und ist durchaus wörtlich zu nehmen. Dieses Ausbrennen beschreibt einen Zustand körperlicher und emotionaler Erschöpfung und geht einher mit einem deutlichen Energie- und Antriebsverlust, weshalb Burn-out in der Medizin auch als Erschöpfungssyndrom bezeichnet wird.

Im Tagesverlauf reihen sich ca. 12 bis 16 sogenannte BRAC-Zyklen aneinander, die ein ca. 90-minütiges Leistungshoch und eine anschließende Regenerationsphase umfassen.

- *Regenerationsphasen sind wichtig und dienen dazu, Informationen im Gehirn zu verarbeiten.*
- *Wer Pausensignale ignoriert, kann zunächst eine Art „Worker's High" erleben – dieser Zustand ist auf Dauer aber schädlich.*
- *Ultradianer Stress kann zum Burn-out führen.*

30 MINUTEN

3. Chronobiologie

Nicht die (Uhr-)Zeit, sondern unsere innere Uhr steuert unsere Energie und unsere Leistungsfähigkeit. Die Chronobiologie, eine relativ junge Wissenschaft, beschäftigt sich mit der Frage, wie der Mensch „tickt". Sie hat herausgefunden, dass Menschen unterschiedliche innere Uhren besitzen, die den Takt ihres Lebens steuern. So gibt es z. B. Morgentypen oder Frühaufsteher, die frühmorgens schnell aus dem Bett kommen, sofort energiegeladen und leistungsfähig sind und abends zeitig schlafen gehen; anderseits gibt es die Abendtypen oder Nachteulen, die morgens nur schwer aus dem Bett kommen und ihre beste Leistungsfähigkeit erst am Nachmittag oder späten Abend haben und spät ins Bett gehen. Die innere Uhr ist genetisch bedingt und spielt eine zentrale Rolle für das Management unserer Lebensenergie. Nur wer seine innere Uhr kennt und im Einklang mit ihrem Takt lebt, verfügt langfristig über ausreichend Energie. Wer hingegen gegen seine innere Uhr lebt, verliert nachhaltig Energie, ist weniger leistungsfähig und gefährdet seine Gesundheit.

3.1 Die innere Uhr

Alle Menschen, unabhängig von Herkunft oder Geschlecht, sind im Prinzip von Natur aus gleich konstruiert. Dennoch gibt es individuelle Unterschiede wie Größe, Statur, Haut- oder Haarfarbe. Dies gilt auch für die sogenannte innere Uhr: Sie funktioniert zwar im Prinzip bei allen gleich, dennoch tickt sie in einem individuellen Takt. Diesen Takt zu erkennen und das Bewusstsein für seine eigene innere Uhr zu schärfen, stellt eine zentrale Grundlage für ein kluges Management der eigenen Lebensenergie dar. Die Chronobiologie befasst sich mit den zeitlich-rhythmischen Abläufen und der Systematik unterschiedlicher Zyklen. Sie ist die Wissenschaft der inneren Uhr, die längst den Beweis erbracht hat: Wer im Einklang mit seiner inneren Uhr lebt, verfügt über mehr Energie, ist ausgeglichener, altert langsamer und ist nachweislich gesünder.

Jeder Mensch besitzt seine persönliche innere Uhr, die den Takt seines Lebens steuert. Diese „Master-Uhr" ist etwa stecknadelgroß, trägt den netten Namen „Suprachiasmatischer Nucleus" und sitzt im Gehirn in unmittelbarer Nähe der Stelle, wo sich die Sehnerven kreuzen und Lichtimpulse in die jeweiligen Gehirnareale schicken. Sie arbeitet wie der Dirigent eines Orchesters: Als zentraler Taktgeber für die Steuerung und Koordinierung sämtlicher biologischer Funktionen stimmt sie diese höchst präzise zeitlich aufeinander ab. Die innere Uhr fungiert somit wie ein biologischer

Taktfahrplan für die einzelnen Biosysteme und Funktionseinheiten unseres Körpers.

Chronotypen

Die innere Uhr ist auch verantwortlich dafür, dass es verschiedene Chronotypen gibt, die sich durch die Anordnung der Phasen der Leistungsfähigkeit während des Tagesverlaufs voneinander unterscheiden. Einerseits gibt es Morgentypen, sogenannte Lerchen oder Frühaufsteher, andererseits Abendtypen, auch (Nacht-) Eulen genannt. Lerchen und Eulen haben voneinander abweichende Energiezyklen, sie leben gewissermaßen in unterschiedlichen Zeitzonen. Lerchen wachen früh auf, kommen schnell aus dem Bett, sind in der Regel sofort energiegeladen, handlungsbereit und gut gelaunt. Sie benötigen keine lange Anlaufzeit und kommen schnell auf Touren. Sie haben ein erstes Leistungshoch am frühen Vormittag, dem meist ein zweites am Nachmittag folgt. Bei Lerchen ist die Verteilung der Hochs und Tiefs in der Regel ziemlich gleichmäßig. Abends sind sie relativ früh müde und gehen meist jeden Tag etwa zur gleichen Zeit ins Bett.
Das Muster der Eulen ist konträr zu dem der Lerchen. Sie tun sich eher schwer mit dem morgendlichen Aufstehen, brauchen länger, um in Schwung zu kommen, sind morgens nicht unbedingt gut gelaunt und haben ihr Leistungshoch nicht in der ersten, sondern in der zweiten Tageshälfte. Möglicherweise folgt dem Hoch in der zweiten Tageshälfte noch ein weiteres gegen Abend

und unter Umständen sogar noch ein drittes, nicht selten erst kurz vor Mitternacht. Es ist keine Seltenheit, dass Eulen bis tief in die Nacht arbeiten und erst weit nach Mitternacht zu Bett gehen. Eine ausgeprägte Lerche kann morgens um 5 Uhr aufstehen und sofort ihre Steuererklärung machen, wogegen für eine extreme Eule die ideale Zeit dafür um 2 Uhr morgens sein kann. Ca. 20 % der Bevölkerung gehören extremen Chronotypen an.

Der Chronotyp ist genetisch festgelegt:
Mittlerweile konnte die Wissenschaft belegen, dass der Chronotyp genetisch festgelegt ist. Dazu einer der führenden Forscher Professor Achim Krause von der Berliner Charité: „Der Unterschied steckt in den Genen, die Chronotypen sind angeboren. Ein Spättyp kann seine innere Uhr weder durch Lichttherapie noch durch die Gabe von Melatonin so umpolen, dass aus ihm plötzlich ein Morgenmensch wird." (Quelle: SPIEGEL online; 22.03.2008)

Eulen sind in ihrem Schlaf-Wach-Rhythmus flexibler als Lerchen. Der Schlaf-Wach-Rhythmus der Lerche ist sehr sensibel und rigide, wogegen der Schlaf-Wach-Rhythmus von Abendtypen weniger anfällig für Störungen ist und daher auch als elastisch bezeichnet wird. Aufgrund dieser Unterschiede wird verständlich, weshalb es gar nicht so einfach ist, wenn zwei unterschiedliche Chronotypen zusammen leben oder arbeiten, vor allem wenn die Typen jeweils stark ausgeprägt sind. Es ist im Grunde so, als würden die beiden in unterschiedlichen Zeitzonen leben.

Chronobiologisch arbeiten

Die Chronotypologie erklärt auch, weshalb Jugendliche und Heranwachsende in der Regel morgens Probleme haben, aus dem Bett und in die Gänge zu kommen. Kleinkinder sind bekanntlich Frühaufsteher, sie wandeln sich in ihrer Jugend jedoch zu Langschläfern. Bis ca. Mitte 20 neigen die meisten Menschen von Natur aus eher zum Abendtyp. Erst danach stabilisiert sich der Chronotyp und dessen Ausprägung. Auf dieser Tatsache beruht die Kritik von Lernforschern am üblichen Schulbeginn um 8 Uhr morgens, denn dadurch müssen Jugendliche zu einer Zeit aufstehen, in der sie sich, wenn sie ihrem natürlichen Rhythmus folgen könnten, noch im Tiefschlaf befänden. In Versuchen wurde nachgewiesen, dass Jugendliche in der ersten Stunde um 8 Uhr ein EEG haben wie im Schlaf. In Experimenten, in denen der Unterrichtsbeginn auf 9 Uhr verlegt wurde, stieg die durchschnittliche Leistung der Schüler um eine ganze Note.

Auch auf die Arbeitswelt hat die Chronobiologie einen nachhaltigen Einfluss. Ein Abendtyp tut sich per se schwerer mit der Frühschicht und ein Morgentyp entsprechend mit der Nachtschicht. (Von der nachhaltigen Gesundheitsgefährdung der typischen Schichtarbeit soll an dieser Stelle gar keine Rede sein.) Wie effektiv sich eine entsprechende Angleichung der Arbeitszeiten an die jeweiligen Chronotypen auswirkt, zeigt das Beispiel der Lokführer der Moskauer U-Bahn. Seitdem dort in der Frühschicht ausschließlich Morgentypen und in der Spätschicht ausschließlich Abendtypen die Züge steuern, ist die Zahl der Unfälle, bei denen menschliches Versagen eine Rolle spielte, faktisch auf null gesunken.

Testen Sie Ihren Chronotypen:
Welcher Chronotyp Sie sind, können Sie am besten am Wochenende oder im Urlaub herausfinden, wenn Sie nicht mit dem Wecker aufstehen müssen. Wenn Sie Ihren Chronotypen mittels Fragebogen ermitteln wollen, hilft Ihnen die Ludwig-Maximilians-Universität in München. Sie stellt unter www.bioinfo.mpg.de/mctq einen kostenlosen Test zur Verfügung.

Sozialer Jetlag

Von sozialem Jetlag spricht man, wenn mehr als eine Stunde Differenz zwischen der eigenen inneren Uhr und der von äußeren Umständen diktierten (Arbeits-) Uhr besteht. Laut einer Studie von Wissenschaftlern der Ludwig-Maximilians-Universität in München leiden fast 70 % der Deutschen an dem Phänomen des sozialen Jetlags. In ihren Forschungsarbeiten kamen sie zu dem Schluss, dass die Abweichung von innerer und sozialer Uhr nicht nur zu einem Absinken der Leistungsfähigkeit und chronischer Müdigkeit führt, sondern ernste Gesundheitsrisiken nach sich zieht: Menschen, die gegen ihre innere Uhr leben, haben ein signifikant erhöhtes Risiko für Zivilisationskrankheiten wie Herzinfarkt oder Diabetes. Gleichzeitig sorgt das Leben gegen die innere Uhr für erhöhte Stressanfälligkeit und wird mit der Entstehung von Depressionen in Verbindung gebracht.

Menschen gehören unterschiedlichen, genetisch festgelegten Chronotypen an: Morgentypen, sogenannte Lerchen, verfügen vormittags über viel Energie, während Abendtypen, sogenannte Eulen, nicht selten erst spätabends zur Hochform auflaufen. Den eigenen Lebensrhythmus entsprechend dieser genetischen Vorgabe anzupassen, stellt eine wichtige Energiequelle dar.

30

3.2 Die 24-Stunden-Energiekurve

Die eigene Energiekurve zu berechnen bedeutet, herauszufinden, zu welchen Tageszeiten man seine natürlichen Hochs bzw. Tiefs hat. Ziel ist, die Zeitfenster für seine persönliche Topform zu identifizieren und ein Gespür dafür zu entwickeln, wann man für welche Tätigkeiten entsprechend günstige energetische Voraussetzungen vorfindet. Wer den Verlauf seiner täglichen Energiekurve und die entsprechenden Phasen für erhöhte und reduzierte Energie kennt, arbeitet nachweislich leichter und produktiver. Gleichzeitig schont er Energiereserven, was sich wiederum positiv auf das psychische Gleichgewicht, die Gesundheit und das Wohlbefinden auswirkt. Generell lässt sich sagen, dass die Energiekurven von Lerchen in der Regel weniger ausgeprägt sind als die von Eulen. Lerchen haben meist zwei deutliche Hochs, das erste zwischen 7 und 11 Uhr, ein zweites am Nachmittag zwischen 14 und 17 Uhr. Bei Eulen lässt sich hingegen eine größere Streubreite beobachten. Es kann durchaus sein, dass sie nur ein ausgeprägtes Hoch während des Nachmittags haben oder aber zwei Hochs, das eine vor, das andere nach dem Abendessen.

Energiezeitfenster nutzen

Für die Nutzung der einzelnen Energiezeitfenster gelten generell folgende Hinweise, wobei Lerchen und Eulen diese an ihren persönlichen Rhythmus anpassen sollten:

- **07–08 Uhr:** Der Organismus hat seine Energietanks über Nacht vollständig gefüllt. Optimale Zeit, um aufzustehen.
- **09–10 Uhr:** Der Tag sollte damit beginnen, sich einen Überblick über die anstehenden Aufgaben des Tages zu machen. Dies betrifft die Planung und Organisation nach Prioritäten und Dringlichkeit.
- **10–11 Uhr:** Beste Zeit für Konzentration, Kreativität und Kurzzeitgedächtnis. Ablenkungen und Unterbrechungen vermeiden.

- **11–12 Uhr:** Energiehöhepunkt: Sehkraft und Rechenfähigkeiten sind optimal. Beste Zeit für geistig anspruchsvolle Arbeiten.
- **12–13 Uhr:** Leistungsfähigkeit sinkt, Zeit für das Mittagessen. Diese Phase sollte weniger für Denkaufgaben, sondern eher für geistig weniger anspruchsvolle Tätigkeiten wie Telefonate, Besprechungen oder Ablage verwendet werden.
- **13–15 Uhr:** Tagestief mit erhöhter Schlafbereitschaft. Zeit für eine 20- bis 30-minütige Mittagspause bzw. Siesta. Ideale Zeit für einen kurzen Mittagsschlaf oder einen Spaziergang.
- **15–16 Uhr:** Beginn des zweiten Tageshochs. Beste Zeit für Langzeitgedächtnis, Fingerfertigkeit und manuelle Geschicklichkeit. Der frühe Nachmittag ist eine gute Zeit für Besprechungen und Konferenzen.
- **17–18 Uhr:** Optimale Zeit für Sport.
- **18–19 Uhr:** Zeit für Tagesrückblick und Entspannung.

Ihre Tages-Energiekurve ermitteln

Tragen Sie über einen Zeitraum von wenigstens einer Woche (besser zwei Wochen) alle 30 Minuten in der folgenden Tabelle zu der angegebenen Uhrzeit den Ihrem jeweiligem Energielevel entsprechenden Wert von 1 bis 7 ein. (Die Skala im Anschluss an die Tabelle hilft Ihnen bei der Einschätzung.) Schon nach einer Woche werden Sie einen guten Überblick über Ihre persönlichen Leistungshochs und -tiefs haben. Alternativ zu den 30-minütigen Einträgen können Sie auch einstündige Abstände wählen, wobei die 30-minütigen Notizen eine präzisere Aussage liefern.

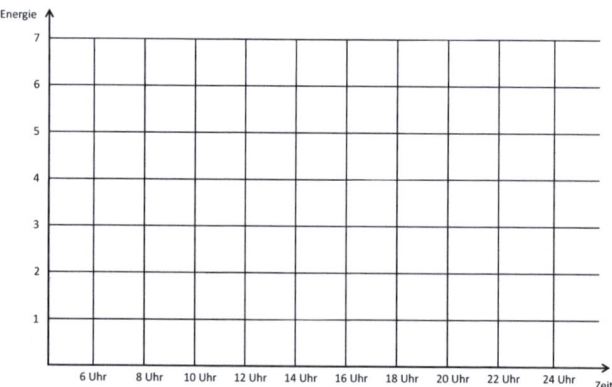

Aktivitätsskala:
7 = höchste Leistungsbereitschaft, motiviert und optimistisch
6 = hellwach, gute Konzentration
5 = wach, nicht besonders leistungsbereit, aber auch nicht müde
4 = leichte Form von Müdigkeit
3 = müde
2 = starke Müdigkeit
1 = schläfrig

In Energiezeitfenstern arbeiten

Mit den Ergebnissen aus der Berechnung Ihrer persönlichen Energiekurve sind Sie nun in der Lage, die Zeitfenster mit hoher und niedriger Energie entsprechend intelligent zu füllen. Energiekompetenz zu entwickeln bedeutet, seine Energien gezielt so einzusetzen, dass man geistig anspruchsvolle Tätigkeiten, d. h. Anforderungen, für die man seine volle Konzentration und mentale Kraft benötigt, wie z. B. eine schwierige Kalkulation, die Planung eines komplexen Projekts, das Verfassen eines wichtigen Manuskripts oder das Lernen für eine Prüfung, in ein Leistungshoch legt. Das erste Leistungshoch des Tages ist das wichtigste und effektivste und sollte deshalb ausschließlich für die wichtigsten Aufgaben an diesem Tag genutzt werden. Nach einem erholsamen Schlaf, aus dem man im Idealfall von selbst, d. h. ohne einen Wecker, aufgewacht ist, ist das Gehirn ausgeruht und leistungsbereit und noch nicht von Stressereignissen, die während eines Tages auftreten, belastet. Dr. Vera Steiner bezeichnet diese Zeit in ihrem sehr lesenswerten Buch „Energiekompetenz" als Primetime. Diese Primetime ist ideal für geistig anspruchsvolle Aufgaben, aber auch für kreative Prozesse. Dinge neu zu denken, innovative und andersgeartete Denkansätze zu verfolgen, vorauszudenken und mögliche Folgen abzuschätzen, sich selbst aus einer anderen Perspektive zu betrachten oder sich über komplexe Zusammenhänge einen Überblick zu verschaffen, sind Beispiele für Tätigkeiten, die unbedingt in der Primetime des Tages liegen sollten. Geistig weniger anspruchsvolle Aufgaben, wie z. B. das Ablegen von Post, die Beantwortung von E-Mails oder das Führen von Telefonaten, sind hingegen Tätigkeiten, die problemlos in der Phase eines Leistungstiefs erfolgen können.

Die systematische und bewusste Anpassung seiner Arbeitsinhalte an die Energiezyklen stellt die Basis von effektivem Energiemanagement dar und zeigt, weshalb das klassische Zeitmanagement von Experten zunehmend kritischer gesehen wird. Wer seine Energiezyklen nicht berücksichtigt, entsprechende Pausen ignoriert und unter Umständen geistig anspruchsvolle Inhalte in ein Leistungstief legt, läuft nicht nur Gefahr, wenig produktiv zu sein, sondern zugleich auch, gleichsam Lebensenergie zu verschwenden, vorzeitig zu altern und auszubrennen.

Die folgenden Richtlinien geben einen Überblick, wie Sie Ihre Energie intelligent einsetzen können:

- Machen Sie sich zu Tagesbeginn einen Überblick über die anstehenden Aufgaben und ordnen Sie diese den entsprechenden Zeitfenstern mit erhöhter und verminderter Energie zu.
- Treffen Sie wichtige Entscheidungen immer morgens, wenn das Gehirn noch energiegeladen und ausgeruht ist.
- Erledigen Sie Unangenehmes gleich morgens. Morgens sind Selbstkontrolle und Willenskraft am höchsten. Die Erledigung von etwas Unangenehmem liefert gleichzeitig neue Energie.
- Arbeiten Sie in 90-Minuten-Rhythmen mit entsprechenden Pausen. Versuchen Sie, den Leistungszyklus so zu beenden, dass Sie einen Teilschritt abgeschlossen haben und gleichzeitig den Einstieg für den nächsten Leistungszyklus gelegt haben.
- Sorgen Sie bei geistig anspruchsvoller Tätigkeit für eine störungsfreie Umgebung.

- Haben Sie immer einen Notizzettel parat, damit Sie spontane Ideen und Einfälle notieren können.
- Bleiben Sie innerlich locker und gelassen und lassen Sie sich nicht von den äußeren Umständen treiben.
- Sorgen Sie für eine scharfe Trennlinie zwischen Arbeits- und Privatleben, indem Sie den Arbeitstag mit einem kleinen Ritual „versiegeln", bevor Sie nach Hause gehen.

Menschliche Energie ist nicht gleichmäßig verteilt, sondern es gibt natürliche Hochs und Tiefs im Tagesverlauf. Sich seiner persönlichen Energiezeitfenster bewusst zu werden und seine Tätigkeiten danach auszurichten, stellt eine zentrale Grundlage von effektivem Energiemanagement dar.

30

3.3 Power-Nap

„Aus einem Tag anderthalb Tage machen", lautete die Antwort Winston Churchills auf die Frage, weshalb er jeden Tag Mittagsschlaf halte. „Man soll nicht glauben, dass man weniger arbeitet, nur weil man Mittagsschlaf hält. Das ist eine alberne Vorstellung und wer sie vertritt, hat keine Fantasie. Man schafft die Arbeit von zwei, na ja, von anderthalb Tagen, davon bin ich überzeugt." Mit diesen Worten verteidigte Churchill seine Gewohnheit des Mittagsschlafs vehement und vergaß nicht, darauf hinzuweisen, dass er ohne sein tägliches Nickerchen die Belastungen des Zweiten Weltkrieges niemals durchgestanden hätte.

Schon immer gab es berühmte Verfechter des Mittagsschlafs: Napoleon, Leonardo da Vinci, Vincent van Gogh, Goethe oder Einstein sind nur einige, die bekannt waren für ihr tägliches Nickerchen. Doch es gab auch ausgesprochene Gegner des Mittagsschlafs, einer ihrer bekanntesten Vertreter war ausgerechnet der Erfinder der Glühbirne – die die Nacht zum Tag machte –, Thomas Alva Edison. Mit einer Spur Überheblichkeit und schon fast Verachtung meinte er: „Die meisten Menschen essen 100 % mehr als nötig und schlafen 100 % mehr als nötig. Und diese 100 % machen sie krank und ineffizient." (Quelle: Schnabel) Zu dumm nur, dass ihn ein Zufall selbst als leidenschaftlichen Tagschläfer überführte. In Stanley Corens Buch „Die unausgeschlafene Gesellschaft" ist folgende Anekdote überliefert:

Eines Tages erhielt Thomas Edison unangemeldet Besuch von Henry Ford, dem legendären Automobilhersteller und Gründer der Ford Motor Company. Diesem wurde allerdings von Edisons Büro mitgeteilt, dass der Chef gerade nicht zu sprechen sei, weil er ein Nickerchen halte. „Ich dachte immer, Mr. Edison würde nicht viel schlafen", entgegnete Ford etwas amüsiert, worauf er die Antwort erhielt, dass dies im Prinzip auch stimme: „Er schläft fast gar nicht, er hält nur viele Nickerchen."

Der Bunker von Andechs

Dass der Mittagsschlaf in der Natur des Menschen liegt, konnten Forscher des Max-Planck-Instituts bereits Mitte der 1960er-Jahre nachweisen. Im bayerischen Andechs richteten die Schlafforscher den mittlerweile zur Berühmtheit gewordenen „Andechser Bunker" ein. Dieser liegt unterirdisch, ist also fensterlos, und verfügt über meterdicke schalldichte Wände. Der so geschaffene Lebensraum sollte für die Versuchspersonen eine Umwelt generieren, die völlig frei von Licht, Lärm und Hinweisen auf die Uhrzeit war. Auch Medien wie Radio oder Fernseher, aus denen man während des vierwöchigen Aufenthalts auf die Uhrzeit hätte schließen können, waren tabu. Sogar die Lebensmittel wurden zu unregelmäßigen Zeiten über eine schall- und lichtdichte Schleuse geliefert. In 25 Jahren haben über 400 Testpersonen an unterschiedlichsten Studien teilgenommen. Ziel der Forscher war die Untersuchung des natürlichen Schlaf-Wach-Rhythmus und der Frage, wie sich die Abschottung von natürlichem Licht und von Hinweisen auf die Uhrzeit auf das Schlafverhalten auswirken würde.

Bereits nach wenigen Tagen kam es zu einem Phänomen, das die Forscher in Erstaunen versetzte: Fast alle Versuchsteilnehmer, unabhängig von Alter und Geschlecht, hielten Mittagsschlaf. Ein wesentliches Fazit der Versuchsreihe des Andechser Bunkers: Wenn der Mensch auf seine innere Uhr hört, schläft er nicht einmal, sondern zweimal am Tag, das zweite Mal vorwiegend zwischen 13 und 15 Uhr.

Die Kultur des Mittagsschlafs

Eine wissenschaftliche Aufwertung des Mittagsschlafs ist in anderen Kulturkreisen überflüssig, denn dort ist das mittägliche Nickerchen fest in der Alltagskultur verankert. Die Japaner nennen den kurzen Tagschlaf „Inemuri", was nicht nur Kurzschlaf, sondern auch „schlafend präsent sein" bedeutet. So gehört es in Japan zur Sitte, während einer Konferenz oder eines Meetings den Kopf auf den Tisch zu legen und vor sich hin zu dösen. In China heißt der Mittagsschlaf „Xeu-Xi" und ist sogar als Grundrecht in der Verfassung verankert. Die Liegen, auf denen so mancher Chinese sein Schläfchen hält, sind nicht selten Erbstücke, auf denen schon Groß- und Urgroßväter ihre Batterien aufgetankt haben. Doch man muss nicht in die Ferne schweifen, um die Kultur des Mittagsschlafs zu erforschen. Siesta, so heißt die Mittagsruhe in Spanien (und ebenso in südamerikanischen Ländern). Der Begriff stammt von „sexta hora", also von der sechsten Stunde, die in der Antike in die brennend heiße Mittagshitze fiel und die Menschen zu einer Pause an einem schattigen Plätzchen animierte. Auch bei den meisten Naturvölkern ist zu beobachten, dass sie mit einer mittäglichen Ruhepause den Tag in zwei Hälften unterteilen.

In Deutschland begann mit der Industrialisierung die Tradition des Mittagsschlafs zu schwinden. Fortan gaben nicht mehr die natürlichen Rhythmen, sondern die Maschinen den Lebenstakt vor. Mittlerweile ist wissenschaftlich unumstritten, dass Menschen, die ein 15- bis

20-minütiges Mittagsschläfchen halten, in der zweiten Tageshälfte wesentlich produktiver und leistungsfähiger sind als Kollegen, die darauf verzichten (müssen).

Die Kraft des Power-Naps

Power-Napping, Kurz- oder Energieschlaf sind neuzeitliche Begriffe für diese vergessene Tradition der mittäglichen Erholung. Studien belegen, wie eng ein kurzer Mittagsschlaf und die anschließende Leistungsfähigkeit zusammenhängen. So konnte der amerikanische Forscher Marc Rosekind in einer Studie mit US-Kampfpiloten zeigen, dass die Reaktionszeit derjenigen, die einen Power-Nap hielten, um 16 % schneller war als die ihrer wachgebliebenen Kollegen. Seither ist für US-Kampfpiloten der Mittagsschlaf Pflicht, ebenso wie für die Elitesoldaten der US-Marines. Auch im Profisport ist die Mittagspause fester Bestandteil des Tagesplans. „In seinem Trainingsplan haben Nickerchen eine entscheidende Rolle gespielt!", erklärt Chris Carmichael, Trainer des ehemaligen Radprofis Lance Armstrong, im *Bicycle Magazine*. „Ein Nickerchen regeneriert zwar nicht genauso wie der Schlaf einer ganzen Nacht, aber es schärft die Aufmerksamkeit eines Athleten für den Rest des Tages." Und das garantiert dopingfrei!

Auch der Schlafmediziner Professor Jürgen Zulley bestätigt die reaktivierende Kraft des Mittagsschlafs. In seinen Studien konnte er nachweisen, dass sich die Leistungsfähigkeit am Nachmittag durch einen kurzen Mittagsschlaf um bis zu 35 % steigern lässt.

Mittagsschlaf stärkt die Gesundheit

Doch regelmäßiger Mittagsschlaf hat nicht nur leistungssteigernde Wirkung für den Nachmittag, er hat auch nachweislich einen positiven Effekt auf die allgemeine Gesundheit. Eine sechsjährige griechische Studie mit über 2.000 Teilnehmern konnte zeigen, dass regelmäßiger Mittagsschlaf das Herzinfarktrisiko um über 30 % sinken lässt und damit einen ähnlich günstigen präventiven Effekt hat wie regelmäßiges Ausdauertraining.

Sara Mednick, eine renommierte amerikanische Schlafforscherin an der University of California in San Diego, hat in einer Studie mit dem bezeichnenden Titel „A nap is as good as a night" Argumente gesammelt, die für einen regelmäßigen Mittagsschlaf sprechen, allesamt wissenschaftlich belegt. Diese hat sie in ihrem Buch „Take a nap! Change your life!" zusammengefasst. Im Folgenden werden die wichtigsten dieser Argumente genannt. Regelmäßiger Mittagsschlaf ...

- steigert Aufmerksamkeit und Konzentration am Nachmittag um bis zu 100 %;
- erhöht Gedächtnisleistung und Kreativität;
- verbessert Motorik und allgemeine Koordination;
- fördert das Abnehmen, weil sich der Appetit nach Süßem und Salzigem reduziert;
- hebt die Stimmung wegen der Ausschüttung von Serotonin und anderen Botenstoffen;
- verzögert die Alterungsprozesse und hält jung;
- reduziert Stress;
- verbessert das Sexualleben.

Der 10-Minuten-Power-Effekt

Nicht nur, dass Power-Napping solch erstaunliche Wirkungen nach sich zieht, ist eindrucksvoll, sondern auch, wie wenig Zeit dafür zu investieren ist. Schlafforscher weisen darauf hin, dass für einen Power-Nap im Prinzip schon 10 bis 15 Minuten ausreichend sind und dass er keinesfalls länger als 30 Minuten dauern sollte. Der größte Erholungseffekt tritt bereits in den ersten Minuten ein, d. h., der Einschlafprozess ist das eigentliche Geheimnis des Power-Naps. In den ersten Minuten kommt es zu einer Art Grobreinigung des Gehirns und einem vorübergehenden Herunterfahren der erhitzten mentalen und körperlichen Betriebssysteme. Wie bei einem Computer, dessen Programme nach einem Neustart wieder deutlich schneller und präziser laufen, reagiert auch der menschliche Organismus mit einer Zunahme von Energie und Leistungsfähigkeit, wenn er in der Mittagszeit die Möglichkeit bekommt, entsprechend nachzutanken. Übersteigt der Power-Nap jedoch die 30-Minuten-Grenze, fährt auch der Kreislauf runter und man findet sich in einer Tiefschlafphase wieder, nach der es während des Tages unter Umständen bis zu einer Stunde dauern kann, bis man wieder frisch und gewohnt leistungsfähig ist.

Dösen reicht!

Generell muss man beim Power-Napping ohnehin nicht unbedingt schlafen, auch entspanntes Dösen reicht. Wichtig ist, dass man sich zurückzieht und dafür sorgt,

dass man ungestört ist. Einfach mal die Augen zu schließen und innerlich abzuschalten kann wahre Wunder
bewirken. Einleiten kann man dieses „Relaxen" auch
mit entspannender Musik oder einer kleinen Meditation.

Anleitung zum Power-Napping:
Beste Uhrzeit: zwischen 13 und 15 Uhr, *nach* dem
Essen.
Dauer: ca. 10 bis 20 Minuten.

- Schließen Sie die Bürotür, deaktivieren Sie Telefon
  und störende Signaltöne von PC und Handy. Sorgen Sie dafür, dass Sie nicht von Kollegen abgelenkt werden. Besorgen Sie sich unter Umständen
  Ohrstöpsel.
- Lockern Sie Ihre Kleidung und ziehen Sie die Schu-
  he aus.
- Bürostuhl-Position: Wenn Sie einen Bürostuhl mit
  einer Rückenlehne haben, dann lehnen Sie sich an
  und lassen Sie sich tief in den Stuhl fallen. Strecken
  Sie die Beine aus und legen Sie sie auf dem Tisch
  ab. Legen oder stützen Sie den Kopf ab.
- Kopf-in-den-Arm-Position: Legen Sie Ihren Kopf
  bequem auf den angewinkelten Armen auf dem
  Schreibtisch ab.
- Wichtig: Schalten Sie bei dem Schläfchen auch
  geistig ab. Absolutes Tabu während des Naps ist
  Grübeln!

Aufwachen:

- Stellen Sie sich den Timer Ihres Handys.
- Schlüssel-Trick: Wenn Sie im Sitzen schlafen, dann halten Sie Ihren Schlüsselbund in Ihrer geschlossenen Hand. Nach ca. 15 bis 20 Minuten, kurz vor dem Übergang in die Tiefschlafphase entspannen automatisch die Muskeln, wodurch sich die Hand öffnet, der Schlüsselbund runterfällt und Sie von dem Geräusch aufwachen. (Diese Methode soll von Einstein stammen.)
- Nacken-Trick: Wenn Sie im Sitzen mit nicht angelehntem Kopf schlafen, gilt dasselbe Prinzip. Nach ca. 15 bis 20 Minuten entspannen Ihre Nackenmuskeln, Ihr Kopf fällt zur Seite und Sie wachen auf.

Wer seine Tätigkeiten den Gesetzmäßigkeiten der Chronobiologie anpasst, arbeitet erfolgreicher und lebt gesünder. Es lohnt sich daher, sich mit diesen vertraut zu machen.

- *Es ist genetisch festgelegt, ob man eher ein Morgentyp („Lerche") oder ein Abendtyp („Eule") ist.*
- *Wer seine persönliche Tages-Energiekurve ermittelt, kann seine Tätigkeiten entsprechend planen und Hochs optimal nutzen.*
- *Es ist wissenschaftlich erwiesen, dass ein kurzer Mittagsschlaf gesund ist und die Leistungsfähigkeit steigert. Ein solcher Power-Nap sollte 10 bis 20 Minuten dauern.*

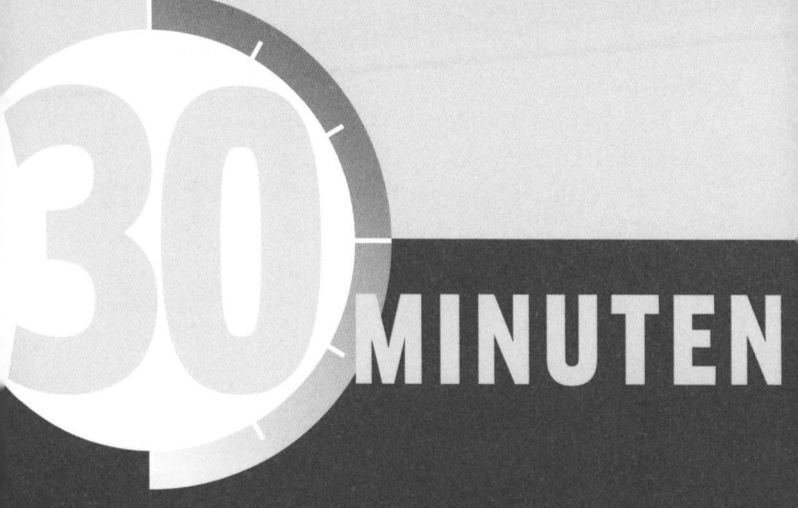

30 MINUTEN

4. Mentale Energiequellen

Unsere Lebensenergie hängt nachweislich von unserer Lebenseinstellung ab. Lebensfreude, Optimismus, Gelassenheit, aber auch soziale Kontakte und Freundschaften sind wichtige Energiequellen. Negative Einstellungen wie Pessimismus, chronische Feindseligkeiten oder die Tendenz, sich alles zu Herzen zu nehmen, rauben hingegen Energie. Mentales Energiemanagement heißt, seine Lebenseinstellung auf den Prüfstand zu stellen und zu erkennen, dass man Denkmuster verbessern und weiterentwickeln kann.

4.1 Stressmanagement

„Ich bin im Stress!", lautet eine der häufigsten Aussagen in unserer modernen Welt. Doch das Phänomen Stress hat zwei Gesichter. Kurzfristiger akuter Stress, Eustress genannt, liefert uns Kraft und Energie, chronischer Stress, Distress genannt, raubt uns hingegen Energie und macht uns auf Dauer sogar krank.

Stress durch unzureichende Organisation

Manchmal stehen wir uns selbst im Weg, denn Stress hat viel zu tun mit der Organisation unserer Lebensumstände und mit unserem Selbstmanagement. Gerade in der heutigen Zeit, die uns so viele Möglichkeiten – aber auch Ablenkungen – bietet, spielen Organisation und Planung eine zentrale Rolle, um nicht in die Stressspirale zu geraten. Dazu gehört z. B., sich am Morgen einen Überblick über den anstehenden Tag zu verschaffen, entsprechende Prioritäten zu setzen, nicht zu viel zu wollen, ein kluges Pausenmanagement zu betreiben und Entscheidungen treffen zu können, um nur einige Faktoren zu nennen. Mit anderen Worten: Eine ganze Menge Stress ist hausgemacht und ließe sich durch bessere organisatorische Kompetenzen vermeiden.

Innere Stressoren

Anders hingegen sieht es aus mit inneren Stressoren, d. h. mit der Form von Stress, der nur im Kopf entsteht und seine Ursachen in der eigenen Persönlichkeit hat.

Solche inneren Störfaktoren wirken belastend und rauben Energie. Will ich es allen recht machen? Kann ich nicht Nein sagen? Bin ich Perfektionist? Dies sind nur einige Beispiele für Stress auslösende Denk- und Verhaltensmuster, die ihren Anfang oft in der frühen Kindheit haben und bis ins späte Erwachsenenalter nachwirken.

Innere Antreiber

Das Konzept der „inneren Antreiber" definiert fünf weitverbreitete, unbewusst wirkende, tief in unserem Selbstkonzept verwurzelte Glaubenssätze, mit denen wir uns selbst unter Stress setzen. Diese Top 5 der energieraubenden Denkmuster heißen:

- „Sei perfekt!"
- „Mach schnell!"
- „Sei stark!"
- „Mach es allen recht!"
- „Streng dich an!"

Ihre Ursprünge reichen bis in unsere Kindheit zurück. Sehr früh lernen wir, was unsere Eltern von uns erwarten und dass wir nur dann Anerkennung finden, wenn wir diese (zweifellos gut gemeinten) Vorgaben erfüllen. Wer einen Hang zum Perfektionismus in sich trägt, hat möglicherweise als Kind gelernt, dass er nur dann von seinen Eltern akzeptiert wird, wenn er mit der Note 1 nach Hause kommt. Wer von dem Antreiber „Sei stark!" getrieben ist, hat verinnerlicht, dass man keine Schwächen zeigen darf etc.

Antreiber durch Erlauber-Sätze ersetzen

Wer sein Energiepotenzial voll entfalten möchte, sollte seine inneren Antreiber aufspüren und sie dann durch einen energiespendenden Erlauber-Satz ersetzen. Ein Erlauber-Satz für „Sei perfekt!" wäre z. B.: „Es ist nicht schlimm, wenn ich mal einen Fehler mache. Im Gegenteil, daraus kann ich lernen." Ein Erlaubersatz für „Mach schnell!" wäre: „In der Ruhe liegt die Kraft!" „Sei stark!" kann durch „Es ist normal unter Kollegen, dass man sich gegenseitig hilft" ersetzt werden. Aus „Mach es allen recht!" wird: „Es ist kein Problem, im richtigen Ton auch mal Nein zu sagen." Eine gute Alternative zu „Streng dich an!" wäre: „Mit Ruhe und Gelassenheit kommt man auch ans Ziel!"

Chronischer Stress (Distress) raubt uns Energie. Stressmanagement-Techniken helfen, die gestauten Energien wieder fließen zu lassen. Innere Stressoren, die sogenannten inneren Antreiber, sollte man durch entsprechende Erlauber-Sätze ersetzen.

4.2 Ziele und Herausforderungen

„Nichts motiviert mehr als der Erfolg!", lautet ein altes Sprichwort. Es liegt in der menschlichen Natur, sich entwickeln und verbessern zu wollen. Jedes Mal, wenn wir unseren inneren Schweinehund überwinden, belohnt uns unser Gehirn mit einem tiefen Gefühl des

Stolzes und der Zufriedenheit. Gleichzeitig stattet es uns mit einem Energieschub aus, der uns anspornt, die Latte beim nächsten Mal etwas höher zu hängen. „Nichts ist so schön wie die Siege gegen sich selbst", wusste schon Goethe, und genau diese Siege, seien sie auch noch so klein, sind es, die uns Energie liefern. So wundert es nicht, dass völlige Passivität nicht zu dem erhofften Aufladen der Batterien führt. Dagegen liefert wohldosierte Aktivität, am besten auf einem Gebiet, das einem Freude macht, Energie und sorgt für den nötigen Ausgleich zum Alltag. Als „Mastery Experience" bezeichnen Psychologen diesen Effekt, der sich einstellt, wenn Menschen sich zu etwas überwunden haben, das ihnen wider Erwarten dann doch schnell Spaß macht und sie zudem mit dem Gefühl belohnt, etwas geleistet zu haben. Ob es sich um das Erlernen einer Fremdsprache oder eines Musikinstruments, ums Jogging oder um soziales Engagement handelt: Sinnvolle Aktivitäten tun uns gut, sie bauen uns auf und stärken uns. Glücks- und Zufriedenheitserlebnisse stellen sich eben nicht durch Nichtstun ein, sondern immer dann, wenn Menschen selbstbestimmt etwas tun, was sie fordert.

Flow-Zustände

Als „Flow" bezeichnet der Glücksforscher Professor Mihály Csíkszentmihályi einen Zustand, in dem man mit Freude und Hingabe Tätigkeiten nachgeht. Dabei machen sich Glücksgefühle breit und die Tätigkeit wird zu einer echten Energiequelle.

Denkanstöße:

- Flow-Aktivitäten: Bei welchen Aktivitäten erleben Sie Flow-Zustände?
- Ziele benennen: Welche Ziele haben Sie für die nächsten drei Monate, für das nächste Jahr und die kommenden drei Jahre?
- Verbesserungspotenziale: Auf welchen Gebieten möchten Sie sich verbessern? Was möchten Sie erlernen? Auf welchen Gebieten möchten Sie Erfahrungen sammeln?
- Soziales Engagement: In welchem Bereich könnten Sie sich soziales Engagement vorstellen?

30 *Es liegt in der menschlichen Natur, sich weiterentwickeln und verbessern zu wollen. Jedes Mal, wenn wir ein Ziel erreicht haben, löst dies einen Energieschub aus. Vor allem Flow-Zustände, bei denen wir mit Hingabe einer Tätigkeit nachgehen, geben uns viel Energie.*

4.3 Lebenseinstellung

Unsere Energie hängt maßgeblich davon ab, mit welcher mentalen Einstellung wir durchs Leben gehen. Gehen wir Dinge mit Optimismus an, schüttet unser Gehirn Botenstoffe wie z. B. Dopamin aus, die uns in eine kraftvolle Stimmung versetzen. Optimismus schürt Energie und stattet uns mit dem nötigen Durchhaltevermögen aus, wenn Dinge nicht auf Anhieb gelingen wollen. Pessimismus bewirkt hingegen das Gegenteil. Wer einen Hang zur Schwarzmalerei hat und eher Gefahren als Gelegenheiten sieht, raubt sich selbst Energie. In gewissen Situationen mag negatives Denken zwar angebracht sein, doch auf Dauer ist es ein Energiekiller, der lähmt und träge macht.

Optimismus verlängert das Leben

Dass Optimismus nicht nur die persönlichen Energien stärkt, sondern sogar das Leben verlängert, konnte der Epidemiologe David Snowdon in seiner berühmt gewordenen „Nonnenstudie" nachweisen. Diese Studie besitzt deshalb eine so hohe Aussagekraft, weil alle Nonnen von ihrem Eintritt ins Klosterleben bis zu ihrem Tod ein sehr ähnliches Leben führen. Da ihre individuellen Lebensumstände sich dadurch kaum unterscheiden, eignen sie sich gut für Vergleiche – etwa wenn es um die Frage geht, welche Rolle Optimismus für die Lebenserwartung spielt. Ergebnis: Von denjenigen, die sich selbst als weniger optimistisch einstuften, erreichten 34 % das 85. Lebensjahr, von den Optimistinnen dagegen über 90 %. 50 % der Optimistinnen wurden sogar älter als 94, wogegen von den Pessimistinnen lediglich 11 % diesen Geburtstag erlebten.

Resilienz: Die sieben Zutaten innerer Stärke

Wer sich vom Pessimismus verabschieden möchte, sollte sich an den sieben Grundsätzen orientieren, die sich hinter dem Begriff der Resilienz verbergen. So werden in der Psychologie Menschen bezeichnet, die eine besondere psychische Stärke aufweisen und sich trotz widrigster Lebensumstände niemals hängen lassen. Oft verfügen resiliente Menschen bis ins hohe Alter über eine ausgesprochen gute Gesundheit, geistige Frische, Energie und Lebensmut.

Die folgenden sieben mentalen Eigenschaften von resilienten Menschen sollen Ihnen an dieser Stelle als Anregung dienen, Ihre eigene Einstellung zu hinterfragen:

1. **Optimismus**: Sie sind auch in einer Krise davon überzeugt, dass in der Zukunft etwas Gutes entstehen kann.

2. **Akzeptanz:** Sie erkennen ausdrücklich an, dass Krisen zum Leben gehören.

3. **Lösungsorientierung**: Sie richten Ihre Gedanken auf mögliche Lösungen hin aus.

4. **Verlassen der Opferrolle:** Sie suchen die Ursachen für Probleme, aber auch mögliche Chancen bei sich selbst und nicht bei anderen.

5. **Verantwortung übernehmen:** Sie sind sich bewusst, dass Sie ganz allein für Ihr Handeln und Ihre Entscheidungen verantwortlich sind.

6. **Netzwerke pflegen**: Sie kümmern sich um Ihre Freunde und können sich deshalb – gerade in schlechten Zeiten – auf sie verlassen.

7. **Die Zukunft planen**: Sie entscheiden sich für eine unter verschiedenen Optionen und verfolgen diese konsequent.

Optimismus, Lebensfreude und eine lebensbeja-
hende Einstellung stellen eine wichtige Energie-
quelle dar. Die eigene Lebenseinstellung zu reflek-
tieren, um Resilienz zu entwickeln, gehört zum
ganzheitlichen Energiemanagement.

30

4.4 Soziale Kontakte

Der Mensch ist ein soziales Wesen. Er benötigt stabile zwischenmenschliche Beziehungen, egal ob auf familiärer, freundschaftlicher oder kollegialer Ebene. Das Wissen, sich uneingeschränkt auf Menschen, die einem nahestehen, verlassen zu können – speziell wenn man sich in Not befindet –, ist ein Stabilisator für das psychische Befinden. Studien haben die Bedeutung sozialer Beziehungen längst bewiesen: Verheiratete leben nachweislich länger als Alleinstehende; das Gleiche gilt für Menschen, die gute Freunde haben. Wer zu einer Prüfung von einem guten Freund begleitet wird, erzielt bessere Resultate. Menschen, die mit einem Kollegen gut befreundet sind, arbeiten engagierter und sind belastbarer.

Die beiden Forscher Nicholas Christakis und James Fowler verweisen in ihrem Buch „Die Macht sozialer Netzwerke" auf die Bedeutung sozialer Kontakte für Glück und Gesundheit. In einer 20 Jahre andauernden Studie wiesen sie nach, dass sich die Wahrscheinlichkeit, glücklich zu sein, um 25 % erhöht, wenn ein guter

Freund in einem Radius von 1,5 km wohnt. Befindet sich dieser Freund in unmittelbarer Nachbarschaft, steigt die „Glücks-Wahrscheinlichkeit" sogar auf 34 %.

Energievampire

So wie es auf der einen Seite freundschaftliche Energie-lieferanten gibt, gibt es anderseits auch Energievampi-re, die einem merklich Kraft rauben. Zu dieser Spezies gehören vermeintliche „Freunde", die sich gewöhnlich nur dann melden, wenn sie etwas brauchen – z. B. zum Umzug o. Ä. –, oder dann, wenn sie bei jemandem ihr Leid abladen wollen. Diese Form von Freundschaft, die nicht auf einem ausgeglichenen Geben und Nehmen beruht, raubt auf lange Sicht Energie. Oft glaubt man, dass Anstand oder Gewissen es verbieten würden, sich von solchen Menschen zu trennen. Doch ein Zuviel an Nachsehen ist in diesem Kontext fehl am Platz. Manchmal hilft ein klärendes Gespräch, doch wenn nicht, sollte man keine Scheu haben, sich zu distanzieren.

Tipps zu sozialen Kontakten

Folgende Tipps helfen, soziale Kontakte so zu managen, dass sie zur Steigerung Ihrer Lebensenergie beitragen:

Machen Sie sich eine „Freundschafts-Liste"!

Auf wen können Sie sich in Krisenzeiten verlassen? Meist sind dies Menschen, die man nicht oft sieht, mit denen man aber schon lange befreundet ist. Fragen Sie sich, was Sie aktiv tun, um diese Freundschaften zu erhalten.

Richten Sie sich ein „Beziehungskonto" ein!

Das bedeutet, Menschen, zu denen man einen guten Draht hat, die allerdings noch keine Freunde sind, besser kennenzulernen, damit sich daraus vielleicht einmal eine Freundschaft entwickeln kann.

Entfernen Sie sich von „Energievampiren"!

Damit sind die Menschen gemeint, die sich nur melden, wenn sie von Ihnen etwas wollen.

Helfen Sie!

„Geben ist seliger als nehmen", heißt es schon in der Bibel. Zahlreiche Studien belegen: Wer gibt, hilft und für andere da ist, stabilisiert sich damit auch selbst und ist auf lange Sicht gesünder.

Mentales Energiemanagement beinhaltet Selbst-
reflexion, die Wahl der persönlichen Ziele und die
gezielte Pflege sozialer Kontakte:

- *Durch Planung und Organisation lässt sich Stress vermeiden, doch auch inneren Stressoren sollte begegnet werden.*
- *Tätigkeiten, die herausfordern und zugleich Spaß machen, motivieren und spenden Energie.*
- *Optimismus ist nachweislich gesund.*
- *Ein stabiles soziales Netzwerk wirkt nachweislich gesundheitsfördernd.*

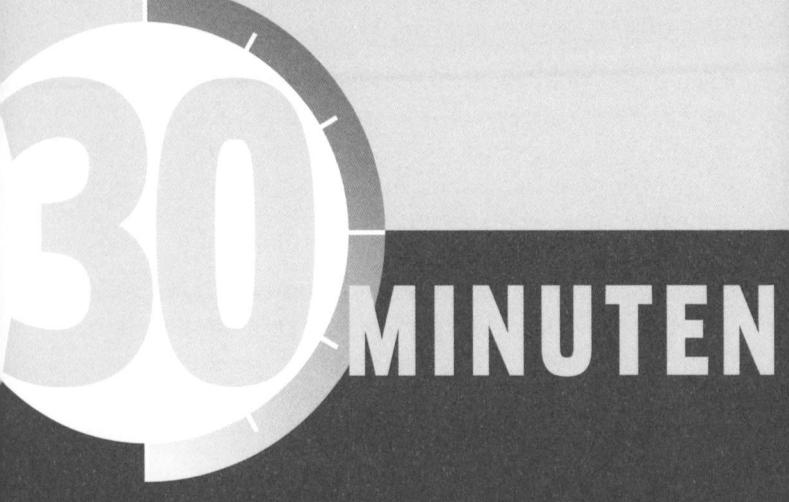

30 MINUTEN

5. Strategische Energiequellen

Unsere Lebensenergie ist unmittelbar davon abhängig, wie wir leben und wie wir mit uns selbst umgehen. Im Alltag gibt es eine Reihe von Energiequellen, die wir ganz einfach anzapfen und systematisch nutzen können: Ein rhythmischer Lebensstil, ausreichend Bewegung und Sport, Aufenthalte in der Natur, ausreichend Schlaf, der intelligente Umgang mit den digitalen Medien sowie Entspannungstechniken und regelmäßiger Urlaub sind einfache, aber sehr effektive Mittel, um Energie zu tanken. Wer es versteht, diese Energiequellen in seinen Alltag zu integrieren und seinen Lebensstil entsprechend anzupassen, verfügt dauerhaft über mehr Energie, Gesundheit und Wohlbefinden.

5.1 Rhythmisch leben

Rhythmen entlasten unser Leben und sorgen dafür, dass sich unsere Energien immer wieder regenerieren können. Die Natur des Menschen ist rhythmisch, d. h., sie folgt einem typischen Auf und Ab von Belastung und Erholung. Sowohl im großen Kontext – etwa beim Wechsel der Jahreszeiten und dem von Tag und Nacht – als auch im Kleinen, etwa beim Umgang mit Hunger und Durst sowie beim Verhältnis Konzentration/Pause, haben Rhythmen einen maßgeblichen Einfluss auf unsere Lebensenergie. Rhythmisch zu leben spart Energie. Immer wenn wir Dinge nach einem bestimmten Schema oder sich wiederkehrenden Mustern erledigen, schaltet unser Gehirn auf Autopilot und arbeitet damit im Energiesparmodus. Daher stellt die systematische Nutzung der Rhythmen, sowohl für die Einteilung eines einzelnen Tages als auch für die Planung einer Woche, eines Monats oder Jahres, eine wichtige Energiequelle dar.

Tipps für die Gestaltung des Tages

Die folgenden Tipps helfen Ihnen, Ihren Alltag rhythmisch zu gestalten und dadurch sorgsam mit Ihrer Energie umzugehen:

- Stehen Sie jeden Tag zur gleichen Zeit auf und erledigen Sie Ihre Tagesvorbereitungen (Waschen, Anziehen, Frühstücken etc.) immer nach demselben Schema.

- Essen Sie zu regelmäßigen Zeiten.
- Versuchen Sie, feste Zeiten des Tages im Freien zu verbringen, z. B. morgens einen 15-minütigen Fußweg zum Job einzubauen.
- Machen Sie mittags immer zur selben Zeit Pause und verbinden Sie diese mit einem festen Ritual, z. B. einem kleinen Spaziergang oder einem Power-Nap.
- Tragen Sie in den Tagesablauf systematisch Pausen ein. Nutzen Sie die ultradianen Rhythmen und folgen Sie dem Grundsatz, bereits Pause zu machen, bevor sich die ersten Erschöpfungsanzeichen ankündigen.
- Verteilen Sie Ihre Aufgaben entsprechend Ihrer persönlichen Energiekurve in die entsprechenden Energiezeitfenster.
- Erledigen Sie Unangenehmes und Anstrengendes gleich morgens zu Beginn des Tages.
- Vermeiden Sie während der Arbeit soweit möglich Ablenkungen.
- „Versiegeln" Sie Ihren Arbeitstag durch ein Ritual (z. B. Aufräumen des Schreibtischs). Damit ziehen Sie eine Trennlinie, wenn Sie in den Feierabend gehen, und sorgen für die Einhaltung einer vernünftigen Work-Life-Balance.
- Gehen Sie jeden Tag in etwa zur gleichen Zeit ins Bett. Sehen Sie in den letzten beiden Stunden vor dem Schlafengehen nicht mehr fern und arbeiten Sie nicht mehr mit digitalen Medien.

Tipps für die Gestaltung einer Woche

Auch Ihre Wochenplanung können Sie rhythmisch gestalten. Die folgenden Tipps helfen Ihnen dabei:

- Planen Sie feste Zeiten ein, in denen Sie einen Ausgleich zu Ihrem Berufsleben schaffen, z. B. Kegelabende, Kartenspielen, Volkshochschulkurse etc.
- Treiben Sie zwei- bis dreimal pro Woche zu festen Zeiten Sport.
- Treffen Sie regelmäßig Menschen, die Ihnen Energie geben.
- Bringen Sie Rhythmus in das Wochenende:
  - o Stehen Sie ohne Wecker nach Ihrer inneren Uhr auf.
  - o Checken Sie am Wochenende keine beruflichen E-Mails und arbeiten Sie nicht für die Firma.
  - o Machen Sie den Sonntag zum Tag ohne digitale Medien („digitale Diät").
  - o Nehmen Sie sich für sonntags nichts vor, planen Sie nicht und leben Sie, wie es Ihnen gefällt, in den Tag hinein.

Rhythmisch zu leben, also Dinge nach wiederkehrenden Mustern zu erledigen, spart Energie. Es lohnt sich daher, sowohl einzelne (Arbeits-)Tage als auch die gesamte Woche rhythmisch zu gestalten.

5.2 Bewegung und Tageslicht

Sich zu bewegen liegt in der Natur des Menschen! Längst ist bekannt, dass Bewegung nicht nur dazu dient, von A nach B zu kommen, sondern dass sie auch elementar dazu beiträgt, gesund zu bleiben. Bewegung setzt eine ganze Kaskade von gesundheitsfördernden Prozessen in Gang. Diese haben einen maßgeblichen Einfluss auf unsere Leistungsfähigkeit, unser Wohlbefinden und unsere Stimmung. Regelmäßige Bewegung stellt deshalb eine wichtige Energiequelle dar.

Relativ neu ist die Erkenntnis, dass unsere Muskeln, während wir uns bewegen, ca. 400 Botenstoffe ausschütten, sogenannte Myokine, die den Energiestatus maßgeblich stärken. Diese Botenstoffe setzen eine ganze Reihe von stimmungsaufhellenden, leistungs- und gesundheitsfördernden Prozessen in Gang und wirken wie ein gesundes, körpereigenes Doping.

Gesundheitssport und Aktivität im Alltag

Um Sport systematisch als Energiequelle zu nutzen, sollte es sich stets um moderaten Gesundheits- oder Freizeitsport handeln, d. h. um solche Aktivitäten, bei denen man zwar ins Schwitzen kommt, die aber nichts mit dem olympischen Motto „Höher, schneller, weiter!" zu tun haben.

Folgende Tipps helfen Ihnen dabei, Bewegung auf gesundheitsfördernde Art in Ihr Leben zu integrieren:

Bewegung im Alltag:

Versuchen Sie, möglichst viele Wege zu Fuß zu gehen. Nutzen Sie den Alltag als natürliche Energiequelle. Gehen Sie zu Fuß zum Bäcker, steigen Sie eine Station früher aus, um den restlichen Weg zur Arbeit zu Fuß zu gehen, nutzen Sie Treppen anstele des Aufzugs etc.

10.000 Schritte am Tag:

Besorgen Sie sich einen Schrittzähler und messen Sie eine Woche lang, wie viele Schritte Sie täglich machen. Wenn Sie im Schnitt auf 10.000 Schritte pro Tag kommen, dann bewegen Sie sich im Alltag ausreichend.

Zwei- bis dreimal Ausdauersport pro Woche:

Eine ideale Energiequelle ist der Ausdauersport. Dazu gehören lang andauernde, gleichmäßige Belastungen wie walken, joggen, Rad fahren, schwimmen etc. Wer zwei- bis dreimal pro Woche für jeweils ca. 45 Minuten Ausdauersport betreibt, stärkt nicht nur seine Energie, sondern schützt sich nachweislich vor Zivilisationskrankheiten wie Herzinfarkt oder Diabetes.

Eine neue Sportart erlernen:

Lassen Sie sich inspirieren und nutzen Sie die bisher beschriebenen Erkenntnisse, um sich zu entscheiden, nun einen lang gehegten Wunsch in die Tat umzusetzen: Welche Sportart wollten Sie schon immer einmal erlernen? Tanzen, Tennis, Klettern? Fangen Sie jetzt an!

Sonnenlicht und Grün

Unsere Energie und unsere Lebenskraft stehen in unmittelbarem Zusammenhang mit der Menge an natürlichem Licht, die wir täglich bekommen. Tageslicht, frische Luft und der Aufenthalt im Freien sind wichtige Energielieferanten. Elektrisches Licht und die Dunkelheit in den Wintermonaten – oft in Kombination mit trockener Heizungsluft – machen uns hingegen träge, müde und antriebslos. Neben dem natürlichen Licht hat auch die freie Natur einen erheblichen Einfluss auf unser Befinden und unsere Energie. Aufenthalte in freier Natur laden unsere Batterien auf. So ist z. B. Gartenarbeit eine effektive Energiequelle. Studien haben ergeben, dass Spaziergänge in der Natur wie Entspannungstechniken wirken: Sie beruhigen den Herzschlag, senken den Blutdruck und bringen das emotionale Befinden ins Gleichgewicht. Eine Übersichtsstudie, an der über 300.000 Niederländer teilnahmen, ergab: Stadtmenschen, die nicht weiter als einen Kilometer entfernt von einem Park leben, leiden seltener an Depressionen und Herzkrankheiten.

Beachten Sie daher folgende Tipps, um diese Erkenntnisse zum Auftanken Ihrer Energie zu nutzen:

Morgens frische Luft:

Versuchen Sie, morgens wenigstens für 10 Minuten an der frischen Luft zu sein. Steigen Sie eine Station früher aus oder parken Sie Ihr Auto weiter entfernt, um in den Genuss dieser morgendlichen Energiedusche zu kommen.

Mittagspause im Freien:
Gehen Sie in der Mittagspause an die frische Luft.

Bestmögliche Beleuchtung:
Sorgen Sie in geschlossenen Räumen für bestmögliche Beleuchtung. Durch die Fensterflächen sollte möglichst viel Licht dringen können. Verzichten Sie daher auf Rollos oder Vorhänge.

Stellen Sie Pflanzen ins Büro:
Holen Sie sich etwas natürliches Grün ins Büro, indem Sie es mit Pflanzen dekorieren.

Lüften Sie regelmäßig:
Vergessen Sie nicht, in die Räume, in denen Sie Ihre Zeit verbringen, regelmäßig frische Luft zu lassen.

Bewegung, Sport und Aktivitäten im Freien heben das Energieniveau merklich an. Neben Bewegung benötigt unser Organismus auch Sauerstoff und Licht. Daher zählen auch natürliches Licht und Aufenthalte im Freien zu den wichtigen Energiequellen.

5.3 Schlaf

„Der Schlaf ist für den Menschen, was das Aufziehen für die Uhr", wusste schon Arthur Schopenhauer. Wie der Chronotyp ist auch die durchschnittliche Schlafzeit, die ein Mensch benötigt, genetisch festgelegt. Allerdings hat der Chronotyp nichts mit der benötigten Schlafdauer zu tun. Als Kurzschläfer werden Menschen bezeichnet, die durchschnittlich weniger als sechs Stunden Schlaf benötigen, als Langschläfer diejenigen, die mehr als neun Stunden Schlaf brauchen. Die meisten Menschen haben einen natürlichen Schlafbedarf zwischen 7,5 und 8,5 Stunden. Im statistischen Mittel schläft der Deutsche knapp über 7 Stunden, und zwar von 23.04 Uhr bis 06.18 Uhr.

Die erholsamen Wirkungen des Schlafs

Schlafen ist alles andere als ein passives Geschehen, ganz im Gegenteil. Während des Schlafs werden Organe und Biosysteme, die während des Tages auf Hochtouren laufen, regeneriert, repariert und generalüberholt. Im Schlaf ist das Immunsystem aktiviert, es werden Infekte bekämpft und Krankheitserreger unschädlich gemacht. Und nicht zuletzt werden während des Schlafs Erfahrungen verarbeitet, Erinnerungen verfestigt und Unwichtiges gelöscht. Nicht umsonst bezeichnen Schlafmediziner den Schlaf als den „Motor der Gedächtniskonsolidierung".

Schlafmangel macht dumm!

Vor dem Hintergrund der biologischen Erholungsfunktion des Schlafs wird verständlich, weshalb Schlafmangel so gravierende Folgen für unsere körperliche und geistige Fitness haben kann. Schlafmangel führt zuerst zu einem Nachlassen der Schnelligkeit im Denken, anschließend zu einer Verminderung der Konzentration, danach folgt eine Beeinträchtigung der Gedächtnisleistung und schließlich sinkt die körperliche Kraft. Geistig Tätige, wie z. B. Anwälte oder Architekten, spüren ein Schlafdefizit schneller als körperlich Tätige, wie z. B. Bauarbeiter oder Sportler.

Schlafmangel macht krank!

Schon mit diesem grundlegenden Wissen um die erholsamen Wirkungen des Schlafs wird verständlich, dass bei Schlafmangel unser Organismus leidet, sodass wir dadurch zwangsläufig irgendwann krank werden. Längst ist bewiesen: Wer zu wenig schläft, verursacht damit ein erhöhtes Risiko für Krankheiten. Dass zu wenig Schlaf die Wirksamkeit des Immunsystems reduziert und damit ein erhöhtes Risiko für Erkältungskrankheiten nach sich zieht, ist verständlich. Etwas komplexer hingegen ist die Entstehung eines erhöhten Risikos für Herz-Kreislauf-, Stoffwechsel- und psychische Erkrankungen. In Studien konnte belegt werden, dass sich bei Schlafmangel der Kohlenhydratstoffwechsel verschlechtert, dass sich der Blutzuckerspiegel erhöht und dass auch die Schilddrüsenaktivität aus dem Gleichgewicht gerät – alles klassische Vorboten für Herz-Kreislauf-Krankheiten und Diabetes.

Tipps für einen gesunden Schlaf

Ein gesunder Schlaf ist also eine wichtige Basis Ihres Energiemanagements und trägt dazu bei, dauerhaft Krankheiten vorzubeugen. Sie sollten daher auf Ihre Schlafhygiene achten. Folgende Tipps helfen Ihnen dabei.

Schlafrhythmus beachten:
Gehen Sie jeden Abend etwa zur gleichen Zeit ins Bett und stehen Sie jeden Morgen zur gleichen Zeit auf.

Rituale pflegen:
Rituale wie Reinigungsrituale, spätabends Gassi gehen mit dem Hund, eine Bettlektüre oder eine Tasse Tee vor der Nachtruhe fördern den Schlaf.

Sauerstoff:
Schlafen Sie nach Möglichkeit bei offenem Fenster, damit der Organismus ausreichend Sauerstoff bekommt.

Raumtemperatur:
Die ideale Raumtemperatur für einen gesunden Schlaf liegt bei 16 bis 18 Grad.

Nicht zu spät essen:
Nicht nur, um gut zu schlafen, sondern auch für die allgemeine Gesundheit ist es empfehlenswert, nach 18 oder 19 Uhr nichts mehr zu essen.

Kein Fernsehen:
Idealerweise sollten Sie ein bis zwei Stunden vor dem Schlafengehen nicht mehr fernsehen. Die flimmernden Bilder setzen im Gehirn Stresshormone frei und stören nachweislich den Schlaf. Gleiches gilt für den PC.

Keine digitalen Medien im Schlafzimmer:
Fernseher, Handys oder Tablets sind im Schlafzimmer tabu. Sie erzeugen Elektrosmog, der wiederum den Schlaf stört.

Entspannen Sie vorm Schlafengehen:
Man schläft gesünder und besser ein, wenn man sich vor dem Zubettgehen nochmals gezielt entspannt. Machen Sie eine kurze Entspannungsübung oder lassen Sie gedanklich nochmals Revue passieren, was Sie an diesem Tag alles geleistet haben.

Bewegung:
Bewegung bzw. sportliche Betätigung am Tag fördert den Schlaf. Wer Einschlafprobleme hat, dem kann ein kurzer Spaziergang vor dem Zubettgehen helfen.

Meditation:
Einschlafstörungen beruhen häufig darauf, dass Menschen nicht abschalten können und stattdessen grübeln und gedanklich Probleme wälzen. Das Erlernen einer Meditationstechnik kann hier Wunder wirken.

30 *Schlaf ist von Natur aus die wichtigste Energiequelle. Zu wenig Schlaf reduziert unsere Energie nachhaltig und erhöht sogar das Krankheitsrisiko. Die individuelle Schlafdauer ist genetisch bedingt. Ausreichend Schlaf und eine gute Schlafhygiene spenden Energie.*

5.4 Digitales Energiemanagement

Bis vor noch nicht allzu langer Zeit konnte man einen Brief schreiben und hatte dann erst mal ein paar Tage Zeit, bis die Rückantwort kam. Heute sorgt das Internet dafür, dass Informationen in Echtzeit über den Bildschirm flackern. Diese Beschleunigung der Informationsverarbeitung bewirkt eine unsere Vorstellungskraft übersteigende digitale Datenflut. Forschern zufolge schwirren pro Tag mehr als zehn Milliarden SMS und 300 Milliarden E-Mails durch das weltumspannende digitale Netz. Nicht erst seit Frank Schirrmachers Bestseller „Payback" steht die Frage im Raum, ob diese digitale Datenflut unsere geistige Leistungsfähigkeit gefährdet, denn Fakt ist: Unser Gehirn benötigt von Natur aus eine gewisse Zeit, Informationen zu verarbeiten, Dinge zu verstehen und einzuordnen, Zusammenhänge herzustellen, Bekanntes mit Unbekanntem zu verknüpfen und Neues zu lernen. Das Arbeitstempo unseres Gehirns folgt einem Takt, der sich seit Hunderttausenden von Jahren nicht verändert hat und im krassen Kontrast steht zu dem Tempo der Informations- und Reizüberflutung des digitalen Zeitalters. Diese neuzeitliche Kombination aus Beschleunigung und Reizüberflutung, auch „Information Overload" genannt, überfordert unser Gehirn – mit unerfreulichen Folgen: Wir verlieren Energie, weil unser Gehirn nicht mehr in seinem natürlichen Tempo arbeiten kann, wir werden unkonzentriert, nervös, innerlich unruhig und vergesslich.

Permanente Ablenkung

Unmittelbar verbunden mit der Informationsüberflutung ist das Phänomen der permanenten Ablenkung und Unterbrechung. Permanent abgelenkt oder bei der Arbeit unterbrochen zu werden, raubt Energie. Wer ständig durch Handy, eingehende E-Mails, SMS oder andere Kurznachrichtendienste unterbrochen wird, verliert nicht nur kurzfristig an Energie, sondern läuft auch Gefahr, langfristig seine geistige Leistungsfähigkeit zu gefährden.

Studien zufolge werden die Deutschen im Büro im Schnitt alle elf Minuten bei ihrer Arbeit unterbrochen. Jede Störung unterbricht unseren geistigen Flow und bringt uns aus dem Rhythmus. Ist die Störung vorüber, ist das Problem nicht sofort behoben, denn unser Gehirn benötigt eine erneute Anlaufzeit von bis zu 20 Minuten, um auf das Niveau vor der Unterbrechung zurückzukehren. Und dieser geistige Neubeginn kostet nicht nur Zeit, sondern vor allem mentale Energie. Stress, Ermüdung und ein Nachlassen der Konzentration sind die Folgen.

Beachten Sie deshalb die folgenden Hinweise, um möglichst störungsfrei arbeiten zu können:

- **Feste E-Mail-Zeiten:** Rufen Sie Ihre E-Mails zu festen Zeiten ab (Sie gehen ja auch nicht ständig zum Briefkasten!).
- **E-Mails sofort beantworten:** Rufen Sie Ihre E-Mails nur dann ab, wenn Sie diese auch gleich beantworten können (sonst machen Sie sich die doppelte Arbeit).

- **E-Mail-Trennung:** Verwalten Sie Ihre privaten E-Mails nicht mit Ihrem beruflichen PC.
- **Ablenkungsfreie Zone:** Sorgen Sie bei der Arbeit für ein ablenkungsfreies Umfeld, indem Sie E-Mail-Eingangstöne sowie weitere onlinebasierte Störfaktoren (WhatsApp, Skype, Twitter etc.) deaktivieren.
- **Mailbox aktivieren:** Schalten Sie die Mailbox ein, wenn Sie ungestört arbeiten wollen.
- **„Bitte nicht stören!":** Bringen Sie ein „Bitte nicht stören!"-Schild an der Tür an und informieren Sie Kollegen über den Hintergrund dieser Maßnahme.
- **Notizblock:** Haben Sie immer einen Notizblock parat, auf dem Sie spontan kommende Ideen notieren können. So benötigen Sie keine zusätzliche Energie, um sich diese zu merken.

Mythos Multitasking

Fakt ist: Unser Gehirn ist nicht in der Lage, seine Konzentration gleichzeitig auf zwei Aufgaben zu richten, sodass beide Aufgaben mit der gleichen Qualität verrichtet werden können. Studien belegen, dass wir im Schnitt 25 % mehr Zeit – und damit Energie – benötigen, wenn wir versuchen, zwei Arbeiten gleichzeitig zu verrichten. Doch mit seiner Aufmerksamkeit hin- und herzuspringen ist nicht nur hochgradig ineffektiv, es verschlechtert auch unsere Stimmung. Wir werden innerlich unruhig, gestresst, nervös und erschöpft. Wir verlieren an Energie, schwächen unsere Konzentrationsfähigkeit und machen mehr Fehler.

Die folgenden Tipps helfen Ihnen dabei, konzentriert und effizient zu arbeiten:

- **Prioritätenliste:** Machen Sie sich eine Prioritäten- liste und arbeiten Sie diese systematisch ab.
- **Atmung kontrollieren:** Wenn Sie merken, dass Sie beginnen, gedanklich abzuschweifen, dann lenken Sie Ihren inneren Fokus auf die Atmung und bleiben Sie dort für ein paar Atemzüge. Sie werden schnell merken, wie Ihre Konzentration zurückkommt.
- **Inneren Dialog anpassen**: Steuern Sie Ihren inne- ren Dialog, wenn Sie merken, dass Ihre Konzentrati- on nachlässt. Sagen Sie zu sich selbst: „Ich bleibe ganz ruhig und gelassen und tue eines nach dem an- deren."

30 *Digitale Medien können durch Information Over- load, häufige Unterbrechungen oder die zuneh- mende Entgrenzung von Arbeits- und Privatleben auf Dauer Energie rauben. Daher gilt es, digitale Medien intelligent zu nutzen, um deren Herr und nicht ihr Sklave zu sein.*

5.5 Entspannungstechniken

Im Unterschied zu Stress, der Energie raubt, ist Entspan- nung ein Energielieferant höchster Qualität. Im Ver- gleich zu Stress, in den man in der Regel ohne bewusstes Zutun automatisch gerät, gilt es bei der Entspannung, eine bewusste Entscheidung zu treffen und gezielt eine entsprechende Entspannungstechnik anzuwenden. Sämtliche dieser Techniken zielen darauf ab, das parasympathische Nervensystem zu aktivieren, um so Körper und Geist in den Erholungsmodus zu bringen. Den Parasympathikus zu betätigen bedeutet im übertragenen Sinn, auf die Bremse zu treten und die Maschine Mensch zu warten, zu pflegen und die Energietanks wieder aufzufüllen.

Wirkungen von Entspannung

Entspannung setzt eine ganze Kaskade regenerativer Prozesse in Gang, die biochemische, physiologische und psychische Auswirkungen haben, wie die folgende Übersicht zeigt:

- **Gehirn:** Die Gehirnströme verlangsamen sich. Innere Ruhe macht sich breit.
- **Botenstoffe:** Botenstoffe wie z. B. das „Gute Laune"-Hormon Serotonin werden ausgeschüttet.
- **Herz:** Der Herzschlag verlangsamt sich. Das Herz schlägt kräftiger und gleichmäßiger.
- **Muskeln:** Der Muskeltonus sinkt, die Muskulatur wird weich und geschmeidig.
- **Psyche:** Die Gedanken beruhigen sich, eine positive und zuversichtliche Grundstimmung entsteht.

Welche Entspannungstechnik ist geeignet?

Es gibt viele verschiedene Entspannungstechniken. Meditation, autogenes Training, progressive Muskelentspannung, Yoga und Tai Chi sind nur einige Beispiele. Menschen haben bei der Wahl der Entspannungstechnik unterschiedliche Präferenzen und nicht jede Technik wirkt bei jedem gleich gut. Daher ist es ratsam, zunächst einmal verschiedene Möglichkeiten auszuprobieren, um herauszufinden, welche Entspannungsmethode für einen am besten geeignet ist.

30 *Entspannung liefert Energie. Wer eine Entspannungstechnik beherrscht und sie regelmäßig anwendet, kann seine Energietanks innerhalb kürzester Zeit wieder auffüllen.*

5.6 Urlaub

Hartnäckig hält sich die Meinung, merkliche Erholung würde sich in einem Urlaub erst nach zehn Tagen oder zwei Wochen einstellen. Doch mittlerweile hat sich unter Forschern eine andere Sicht durchgesetzt: Die Länge des Urlaubs hat einen relativ geringen Einfluss auf den Erholungseffekt. Die Forscher begründen dies mit einem Argument, das die meisten aus eigener Erfahrung nachvollziehen können: In der Regel ist der Urlaubseffekt bereits nach wenigen Tagen Arbeits- und Alltagsroutine wieder verpufft, unabhängig davon, ob man ein paar Tage oder ein paar Wochen im Urlaub war. Aus diesem Grund scheinen mehrere kürzere Urlaube, gut übers Jahr verteilt, besser zum Aufladen der

Akkus geeignet zu sein, ganz einfach, weil man öfter in den Genuss der positiven Effekte der ersten Tage kommt, in denen die Erholung noch nachwirkt.

Tipps für einen erholsamen Urlaub

Die folgenden Tipps reduzieren die Gefahren und Risiken, die dazu führen können, dass man, statt gut erholt zurückzukehren, anschließend „Urlaub vom Urlaub" braucht.

Chronobiologisch urlauben!

Im Einklang mit der inneren Uhr zu leben, stellt einen wesentlichen Aspekt für die Lebensenergie dar. Daher gilt es, den Urlaub unbedingt zu nutzen, um diesen Einklang mit der eigenen inneren Uhr wiederherzustellen. Wer z. B. eine ausgewiesene Eule ist, aber wegen des Jobs immer früh aufstehen muss, sollte den Urlaub auf jeden Fall dazu nutzen, wirklich auszuschlafen, und das Gefühl, ausgeschlafen aufzuwachen, bewusst genießen.

Offline urlauben!

Auch wenn es so mancher als versteckte Anerkennung oder als Indiz seiner Unverzichtbarkeit interpretiert: Berufliche E-Mails zu checken, im Urlaub erreichbar zu sein oder gar im Urlaub zu arbeiten, ist kontraproduktiv für die Erholung. Innerlich nicht abschalten zu können, ist ein weitverbreiteter „Erholungskiller". Setzen Sie Ihren Chef und Ihre Kollegen in Kenntnis, dass Sie nur im äußersten Notfall erreichbar sind.

Den Job zu Hause lassen!

Machen Sie am Tag der Abreise eine kurze Übersicht mit aktuellen Belastungen im Job. Nehmen Sie diese, just bevor Sie die Wohnung in Richtung Urlaubsort verlassen, und werfen Sie sie in den Papierkorb. Sagen Sie sich in diesem symbolischen Moment, dass die Urlaubszeit ausschließlich Ihnen und Ihrer Familie gehört und dass Sie sich gerne wieder mit den Themen beschäftigen, wenn Sie zurück sind.

Kontrasterfahrungen machen!

Kontrasterfahrungen eignen sich besonders gut für das Aufladen der Akkus. Kontrast bedeutet in diesem Zusammenhang, im Urlaub das Gegenteil von dem zu tun, was im beruflichen Alltag an der Tagesordnung ist, d. h. die Bedürfnisse zu stillen, die im Hamsterrad des Alltags zu kurz kommen. Für denjenigen, der den ganzen Tag in der Öffentlichkeit steht und berufsbedingt nett und zuvorkommend mit Menschen umgehen muss, für den wäre eine Paddeltour oder eine Yogawoche angebrachter als z. B. eine Kreuzfahrt. Für Krankenschwestern oder Pflegekräfte, die sich fürsorglich um andere kümmern, wäre ein Wellnessurlaub, bei dem sie selbst einmal verwöhnt werden, das Richtige.

Aktive Regeneration!

Aktiv zu regenerieren bedeutet, dass sich Körper und Geist nachweislich besser regenerieren, wenn man sie bewegt und leicht belastet, anstatt eine Woche lang reglos in der Hängematte zu verweilen.

Vorsicht Fernreisen!

Fernreisen sind in der Regel anregend, erweitern den Horizont und bilden – keine Frage. Doch wer wirklich am Ende seiner Kräfte ist und dringend Erholung braucht, für den sind Fernreisen aufgrund der Zeitverschiebung kontraproduktiv.

Im Alltag haben wir immer wieder Gelegenheit, systematisch strategische Energiequellen anzuzapfen:

30

- *Eine rhythmische Gestaltung von Tagen und Wochen spart Energie.*
- *Bewegung – insbesondere im Freien – und ausreichend Tageslicht sind gesund und steigern das Wohlbefinden.*
- *Wer auf Schlafhygiene achtet, kann die Nachtruhe als wichtige Energiequelle optimal nutzen.*
- *Digitale Medien können Energie rauben, weshalb man intelligent mit ihnen umgehen sollte.*
- *Es lohnt sich, eine für sich persönlich gut geeignete Entspannungstechnik zu suchen und zu erlernen.*
- *Urlaube sollten so verlaufen, dass sie auch wirklich der Erholung dienen – der (Job-)Alltag sollte daher zu Hause bleiben.*

Fast Reader

1. Die erschöpfte Gesellschaft

Im digitalen Zeitalter muss alles schnell gehen: Beschleunigung, Zeitdruck, permanente Erreichbarkeit, Entgrenzung von Berufs- und Arbeitsleben und ständige Ablenkungen sind zur Signatur unserer Zeit geworden. Gleichzeitig beklagen sich immer mehr Menschen darüber, zunehmend ausgepowert zu sein und über immer weniger Lebensenergie zu verfügen.

Seine Lebensenergie zu managen bedeutet, sich dieser modernen Herausforderungen bewusst zu werden und
- **im Einklang mit der Natur zu leben,**
- **bewusst Prioritäten zu setzen und**
- **ganzheitlich zu leben, also soziale Kontakte zu pflegen und einen gesunden Lebensstil zu entwickeln.**

2. Grundlagen des Energie-managements

Menschliche Energie basiert auf einem ausgewogenen Zusammenspiel von Belastung und Erholung. Der Mensch ist von Natur aus ein Sprinter, der mit kurzen Erholungspausen in der Lage ist, eine ganze Reihe von Sprints hintereinander zu absolvieren.

Dabei spielen die ultradianen Rhythmen – Leistungszyklen von ca. 90 Minuten Dauer – eine entscheidende Rolle. Nach einem solchen Leistungshoch sinkt die geistige Leistungsfähigkeit.

Leider herrscht in unserer Leistungsgesellschaft meist Nonstop-Aktivität vor. Doch wer dauerhaft Pausensignale ignoriert, erlebt ultradianen Stress.

Energiemanagement in diesem Kontext bedeutet, die natürlichen Leistungszyklen von Belastung und Erholung systematisch in den Alltag zu integrieren, um effektiver zu arbeiten und über mehr Lebensenergie zu verfügen.

- **Regenerationspausen sind wichtig und dienen auch dazu, Informationen zu verarbeiten.**
- **Wer Pausensignale ignoriert, kann zunächst eine Art „Worker's High" erleben – dieser Zustand ist auf Dauer aber schädlich.**
- **Dauerhafter ultradianer Stress erhöht die Fehleranfälligkeit und kann zum Burn-out führen.**

3. Chronobiologie

Die Chronobiologie hat herausgefunden, dass Menschen unterschiedliche innere Uhren besitzen, die den Takt ihres Lebens steuern. So gibt es z. B. Morgentypen, deren beste Leistungsfähigkeit am frühen Vormittag ist, und Abendtypen, die am Abend zu ihrer persönlichen Bestform auflaufen.

Darüber hinaus ist die Energie nicht gleichmäßig über den Tag verteilt, sondern es gibt natürliche Hochs und Tiefs im Tagesverlauf.

Generell lässt sich sagen, dass die in Deutschland weitgehend in Vergessenheit geratene Tradition des Mittagsschlafs durchaus sinnvoll ist, da ein kurzer Schlaf am Tag (max. 30 Minuten) nachweislich gesund ist und die Leistungsfähigkeit steigert.

Im Einklang mit seiner inneren Uhr zu leben, ist eine zentrale Säule von effektivem Energiemanagement:

- **Wer den eigenen Chronotypen kennt, hat die Chance, sein Leben soweit möglich daran anzupassen.**

- **Die unterschiedlichen Zeitfenster von erhöhter und verminderter Energie im Tagesverlauf sollten für jeweils geeignete Tätigkeiten genutzt werden.**

- **Ein kurzes Schläfchen – genannt Power-Nap – zur Mittagszeit ist eine effektive Energiequelle.**

4. Mentale Energiequellen

Viele Menschen leiden heutzutage unter chronischem Stress. Dies ist zum Teil auf mangelnde Organisation im Alltag zurückzuführen, doch auch innere Stressoren, die sogenannten inneren Antreiber, spielen eine Rolle.
Nichtstun ist allerdings keine gute Alternative zum Stress. Im Gegenteil, es liegt in der menschlichen Natur, Ziele zu verfolgen und Herausforderungen zu suchen. Entscheidend ist, dass Tätigkeiten Freude machen und im Idealfall zu Flow-Erlebnissen führen. Unsere Lebensenergie hängt nachweislich von unserer Lebenseinstellung ab. Lebensfreude, Optimismus, Gelassenheit, aber auch soziale Kontakte und Freundschaften sind wichtige Energiequellen.

Mentales Energiemanagement heißt, seine Lebenseinstellung auf den Prüfstand zu stellen:

- **Wer negative Denkmuster erkennt, kann an diesen arbeiten, sie durch eine positive Einstellung ersetzen und so Resilienz (psychische Stärke) entwickeln.**
- **Sowohl Tätigkeiten, die herausfordern und zugleich Spaß machen, als auch Ziele, die erreicht werden, motivieren und spenden Energie.**
- **Ein stabiles soziales Netzwerk wirkt nachweislich gesundheitsfördernd.**

5. Strategische Energiequellen

Unsere Lebensenergie ist unmittelbar davon abhängig, wie wir leben und wie wir mit uns selbst umgehen. So hilft uns etwa eine rhythmische Gestaltung des Alltags dabei, Energie zu sparen.

Auch ausreichend Bewegung, frische Luft und Tageslicht sind für unser Wohlbefinden wichtig, ebenso wie guter Schlaf, der die wichtigste Energiequelle darstellt.

Vorsicht ist geboten beim Umgang mit digitalen Medien, die uns durch Information Overload, häufige Unterbrechungen und die Entgrenzung von Arbeits- und Privatleben Energie rauben können.

Um sich gezielt zu erholen, ist es ratsam, eine Entspannungstechnik zu erlernen und anzuwenden und Urlaube zur Regeneration zu nutzen.

Wer dauerhaft über mehr Energie verfügen möchte, sollte die strategischen Energiequellen des Alltags gezielt anzapfen:

- **Eine rhythmische Gestaltung von Tagen und Wochen spart Energie.**
- **Bewegung an der frischen Luft, natürliches Licht und gute Schlafhygiene tragen zum allgemeinen Wohlbefinden bei.**
- **Urlaube sollten so gestaltet sein, dass sie wirklich der Erholung dienen.**

Der Autor

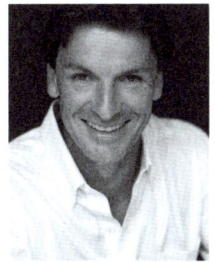 Markus Hornig, zertifizierter betrieblicher Gesundheitsmanager der Uni Bielefeld, Heilpraktiker für Naturheilkunde und Psychotherapie und Diplom-Mentaltrainer, ist Geschäftsführer der MOVING Gesundheitsmanagement GmbH (www.moving-gesundheitsmanagement.de), die maßgeschneiderte Präventionsprogramme für Unternehmen entwickelt. Sein Interesse gilt der Führungskräfteentwicklung und der Frage, welche Rahmenbedingungen eine Unternehmenskultur bieten sollte, damit Mitarbeiter dauerhaft Lust auf Leistung entwickeln.

Des Weiteren ist Markus Hornig als Coach im Spitzensport tätig. Seit Oktober 2011 ist er als Mentaltrainer im Trainerteam der deutschen Frauenfußball-Nationalmannschaft, die 2013 Europameister wurde.

Kontakt:
Website: www.markushornig.com
E-Mail: mh@markushornig.com

Weiterführende Literatur

- Christakis, Nicholas; Fowler, James: Connected! Die Macht sozialer Netzwerke und warum Glück ansteckend ist, S. Fischer, Frankfurt a. M., 2011

- Coren, Stanley; Posener, Alan: Die unausgeschlafene Gesellschaft, Rowohlt, Reinbek, 1999

- Grünewald, Stephan: Die erschöpfte Gesellschaft, Campus, Frankfurt a. M., 2013

- Kaluza, Gert: Gelassen und sicher im Stress, 3. Auflage, Springer Medizin Verlag, Heidelberg, 2007

- Kleitmann, Nathaniel: Basic-rest-activity-circle. In: Kales, Anthony (Hrsg.): Sleep, Physiology and Pathology, Philadelphia, 1969, S. 33–38

- Mai, Jochen: Gute Vorsätze 2013, ersch. am 21.12.2012, online: http://karrierebibel.de/gute-vorsatze-2013-das-nehmen-sich-die-deutschen-vor/ (eingesehen am: 06.03.2015)

- Mednick, Sara; Ehrman Mark: Take a nap! Change your life, Workmann Publishing, New York, 2006

- Rossi, Ernest; Nimmons, David: 20 Minuten Pause, 7. Auflage, Junfermann, Paderborn, 2013

- Roenneberg, Till: Wie wir ticken, Dumont, Köln, 2012

- Schnabel, Ulrich: Muße. Vom Glück des Nichtstuns, Karl Blessing Verlag, München, 2010

- Skalli, Sami: Das Nickerchen für sich arbeiten lassen, ersch. am 20.05.2011, online: http://www.zeit.de/wissen/gesundheit/2010-10/Nickerchen-Power-nap-Arbeit (eingesehen am: 06.03.2015)

- Steiner, Verena: Energiekompetenz. Produktiver denken, wirkungsvoller arbeiten, entspannter leben, 8. Auflage, Pendo, München, 2011

- Unger, Hans-Peter; Kleinschmidt, Carola: Bevor der Job krank macht, 5. Auflage, Kösel, München, 2009

- Wedlich, Susanne: Allein im Betongrab, ersch. am 29.07.2013, online: http://www.spiegel.de/einestages/chronobiologie-schlaflabor-im-bunker-a-951188.html (eingesehen am: 06.03.2015)

- Zulley, Jürgen: Mein Buch vom guten Schlaf, Verlag Zabert Sandmann, München, 2005

- Zulley, Jürgen; Knab, Barbara: Unsere innere Uhr, 2. Auflage, Mabuse-Verlag, Frankfurt a. M., 2009

Register